日系经典·超声入门书系

消化道超声入门

COMPACT ATLAS of THE DIGESTIVE TRACT

中文翻译版

著　者　〔日〕长谷川雄一
总主译　杨天斗
总译审　张缙熙
主　译　赵　晖

U0263239

科学出版社

北京

图字：01-2017-8470

内 容 简 介

　　本书是"超声入门书系"系列书中的一本，主要是针对没有任何基础的初级超声医师编写，内容涵盖了入门需要掌握的所有超声知识点和临床知识点。全书共分4章，简述了消化道解剖、超声扫查等基础内容，还用较多篇幅叙述了消化道各种疾病的临床分类与分型、超声诊断要点、鉴别诊断方法等。其中上消化道疾病包括食管裂孔疝、食管癌、胃和十二指肠溃疡、急性胃黏膜病变、胃癌、胃黏膜下肿瘤等，下消化道疾病包括肠梗阻、小肠疾病、感染性肠炎、炎性肠病、肠型白塞病、大肠憩室周围炎、缺血性大肠炎、阑尾炎和阑尾疾病、大肠癌、大肠肿瘤、肠套叠、肥厚性幽门狭窄。附录部分阐述了消化道癌症诊疗常规。

　　本书具有简明扼要的陈述方式、实用地道的主干内容，篇幅不大，但知识面宽，病例种类多，资料全，内容编写尽可能达到所述知识皆临床所需的目的，适合超声医师和消化内、外科医师阅读参考。

SHOUKAKAN ATLAS
© YUUICHI HASEGAWA 2008
Originally published in Japan in 2008 by VECTOR CORE Inc.
Chinese (Simplified Character only) translation rights arranged with VECTOR CORE Inc. through TOHAN CORPORATION, TOKYO.

图书在版编目（CIP）数据

　消化道超声入门/（日）长谷川雄一著；赵晖主译．—北京：科学出版社，2018.12
　（日系经典.超声入门书系）
　ISBN 978-7-03-059481-5

　Ⅰ．①消…　Ⅱ．①长…　②赵…　Ⅲ．①消化系统疾病－超声波诊断　Ⅳ．① R570.4

　中国版本图书馆 CIP 数据核字 (2018) 第 256868 号

责任编辑：郭　颖　郭　威／责任校对：严　娜
责任印制：赵　博／封面设计：龙　岩

科 学 出 版 社 出版

北京东黄城根北街 16 号
邮政编码：100717
http://www.sciencep.com

三河市春园印刷有限公司印刷
科学出版社发行　各地新华书店经销

*

2018 年 12 月第 一 版　开本：787×1092　1/32
2023 年 6 月第四次印刷　印张：7 1/2

字数：212 000

定价：39.90 元
（如有印装质量问题，我社负责调换）

原书前言

　　消化系统超声检查是一种可以为消化系统疾病定性的检查和诊断方法，特别是能为急腹症检查和诊断提供很多有价值的信息。此外，超声检查具有简便、无创、费用低等特点。在 21 世纪的医疗需求中，超声检查作为消化系统疾病影像学检查的首选方法，意义十分重大，其重要性今后还会不断增强。

　　超声检查由于操作者技术水平不同，得出的结论会有差异，即常称为的"对操作者依赖程度高的检查方法"。目前，由于掌握这项检查技术还不太容易，所以笔者逐渐有了撰写"消化道超声检查的扫查技术及诊断要点的可靠标准"的想法，继之才出现了这本袖珍版的《消化道超声入门》。

　　本书的结构首先是相关解剖与系统的扫查方法，包含应掌握的消化道基本解剖、消化道超声检查的重要扫查技术等。其次是对典型病例的分析、解释，由此得出分析图像的方法，并尽可能与 X 线、内镜、病理图像相对比，最后摘录了消化道肿瘤诊疗常规。操作者可以据此结合临床情况出具检查报告。

　　要知道，学习是没有捷径的，超声检查的学习同样也没有轻松的办法。必须踏实努力学习才行。如果本书对从事超声检查的各位医师能有一点儿帮助，笔者会感到非常荣幸。

　　最后，对完成本书给予大力协助的成田红十字医院和参与编写的诸位，以及对本书出版尽心尽力的 VECTOR CORE 出版公司的中山穗积、中田雅章、坂本晓子等表示深深的感谢，特别要对平日常给予指导并参与改校工作的内科伊能崇税先生表示衷心的感谢。

长谷川 雄一

目　录

第 1 章　消化道的解剖　　　　　　　　　　　　　　　1

　1. 食管解剖　　　　　　　　　　　　　　　　　　　2
　2. 胃解剖　　　　　　　　　　　　　　　　　　　　3
　3. 十二指肠解剖　　　　　　　　　　　　　　　　　4
　4. 回盲部解剖　　　　　　　　　　　　　　　　　　7
　5. 大肠解剖　　　　　　　　　　　　　　　　　　　9

第 2 章　消化道的扫查方法　　　　　　　　　　　　11

　1. 食管、胃及十二指肠的扫查方法　　　　　　　　11
　2. 小肠的系统扫查方法　　　　　　　　　　　　　26
　3. 大肠的系统扫查方法　　　　　　　　　　　　　29
　4. 回盲部和阑尾的系统扫查方法　　　　　　　　　40
　5. 正常消化道管壁的超声图像　　　　　　　　　　49

第 3 章　病例篇：上消化道　　　　　　　　　　　　52

　一、食管裂孔疝　　　　　　　　　　　　　　　　52
　二、食管癌　　　　　　　　　　　　　　　　　　55
　　1. 颈部食管癌　　　　　　　　　　　　　　　　56
　　2. 胸部下段食管癌　　　　　　　　　　　　　　57
　三、胃和十二指肠溃疡　　　　　　　　　　　　　58
　　1. 胃溃疡　　　　　　　　　　　　　　　　　　60
　　2. 十二指肠溃疡　　　　　　　　　　　　　　　63
　四、急性胃黏膜病变　　　　　　　　　　　　　　66

五、胃癌   69

  1. 1 型进展期胃癌   70

  2. 2 型进展期胃癌   71

  3. 3 型进展期胃癌   72

  4. 4 型进展期胃癌   73

  5. Ⅰ 型早期胃癌   74

  6. Ⅱc 型早期胃癌   75

  7. Ⅱc 型类似进展期胃癌   76

  8. Ⅱc+ Ⅲ型早期胃癌   77

六、胃淋巴瘤   78

  1. 胃淋巴瘤   79

  2. 十二指肠淋巴瘤   83

七、胃黏膜下肿瘤   84

  1. 胃间质瘤（GIST）   87

  2. 胃脂肪瘤   90

  3. 胃囊肿   91

八、胃部其他疾病   92

  1. 胃异尖线虫症   93

  2. 腐蚀性胃炎   95

  3. 胃蜂窝织炎   96

  4. 鸡皮样胃炎   97

  5. 胃息肉   98

第 4 章　病例篇：下消化道   99

一、肠梗阻   99

  1. 绞窄性肠梗阻   100

  2. 胆结石性肠梗阻   101

二、小肠其他疾病   102

  1. SLE 肠炎   103

  2. GVHD 肠炎   104

  3. 小肠异尖线虫症   105

　　4．小肠癌　106
　　5．小肠间质瘤（GIST）　107
　　6．小肠淋巴瘤　108
　　7．Peutz-Jeghers 综合征　110
　　8．小肠 Meckel 憩室　111
三、感染性肠炎　112
　　1．沙门菌肠炎　116
　　2．肠炎弧菌肠炎　117
　　3．空肠弯曲菌肠炎　118
　　4．肠管出血性大肠埃希菌感染（O157 肠炎）　119
　　5．耶尔森菌肠炎　120
　　6．肠伤寒　121
　　7．痢疾　122
　　8．急性出血性大肠炎　123
　　9．假膜性肠炎　124
　　10．MRSA 肠炎　125
　　11．轮状病毒肠炎　126
　　12．阿米巴肠炎　127
四、炎性肠病　128
　　1．溃疡性结肠炎　132
　　2．克罗恩病　137
五、肠型白塞（Behçet）病　144
六、大肠憩室周围炎　147
七、缺血性大肠炎　152
八、其他炎性疾病　158
　　1．过敏性紫癜　159
　　2．大肠淀粉样变性　160
　　3．嗜酸性粒细胞胃肠炎　161
　　4．放射性肠炎　162
九、急性阑尾炎　163
　　1．单纯性阑尾炎　165

2．急性化脓性阑尾炎 166
3．坏疽性阑尾炎 169
十、阑尾其他疾病 173
1．阑尾黏液囊肿 174
2．阑尾癌 175
十一、大肠癌／大肠肿瘤 176
1．大肠癌 177
2．大肠肿瘤（神经鞘瘤合并肠套叠） 185
3．盲肠淋巴瘤 186
4．转移性大肠肿瘤 187
十二、大肠其他疾病 189
1．大肠息肉 190
2．大肠脂肪瘤 191
3．乙状结肠扭转 192
4．直肠溃疡 193
十三、肠套叠 194
十四、肥厚性幽门梗阻 196
十五、消化道其他疾病 198
1．肠系膜上动脉闭塞症 200
2．脐疝嵌顿 201
3．闭孔疝 202
4．肠管气囊肿病 203
5．腹腔间皮瘤 204
6．纱布遗留 205
7．胃内异物 206
8．肠管内异物 207

附录 癌症诊疗常规摘录 209
1．食管癌诊疗常规 209
2．胃癌诊疗常规 212
3．结肠癌诊疗常规 220

第1章　消化道的解剖

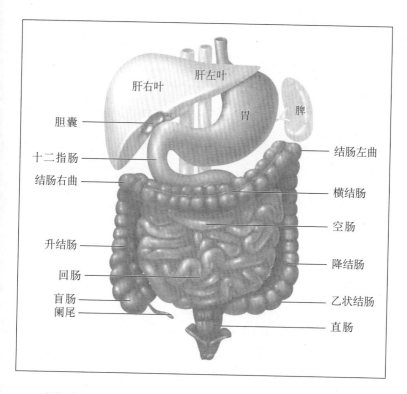

肝右叶　肝左叶　胃　脾
胆囊
十二指肠　　　　　　　　　　　　结肠左曲
结肠右曲　　　　　　　　　　　　横结肠
　　　　　　　　　　　　　　　　空肠
升结肠　　　　　　　　　　　　　降结肠
回肠
盲肠　　　　　　　　　　　　　　乙状结肠
阑尾　　　　　　　　　　　　　　直肠

　　消化道是自口腔至肛门的管腔，由口腔、咽部、食管、胃、小肠、大肠、肛门构成。

　　食管分为颈部食管、胸部食管及腹部食管；胃分为胃底部、胃体部及幽门部；小肠分为十二指肠、空肠、回肠；大肠分为盲肠、结肠（升结肠、横结肠、降结肠、乙状结肠）、直肠。阑尾在盲肠的下端向外延伸。腹部食管由腹膜固定，后腹膜固定十二指肠，升结肠、降结肠、直肠，而胃、空肠、回肠、盲肠、阑尾、横结肠、乙状结肠由肠系膜连接，故活动度较大。

1. 食管解剖

食管是咽部的延续，在气管、心脏的后方下行，穿过膈的食管裂

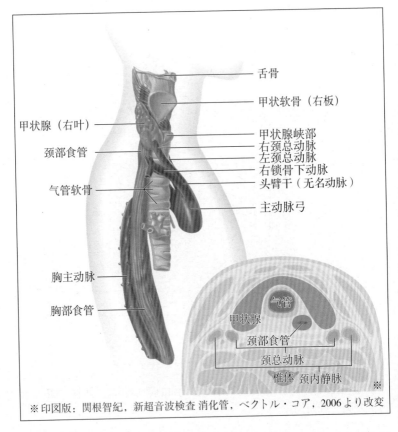

※印图版：関根智紀，新超音波検査 消化管，ベクトル・コア，2006より改変

孔进入腹腔，在贲门与胃移行。食管的直径随紧张状态的不同有较大变化，静息状态下的平均直径2cm，在经过膈的食管裂孔处，食管由强韧的纤维结缔组织与膈相连，有时这里松弛可引起膈疝。

体外超声检查可以显示颈部食管及腹部食管，正常情况表现为环形的管腔。

2. 胃解剖

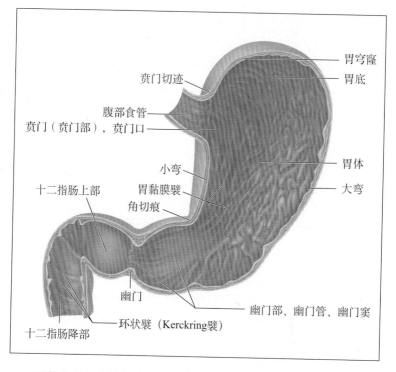

胃的贲门与食管相连接，幽门与十二指肠相接，是消化道中膨胀度最大的脏器。胃的容量个体的差别很大，新生儿时为30ml，成年人可达到1200～1400ml。成年人胃的平均大小长约25cm，宽12cm左右，伸展性很大，随充盈的程度不同有很大的变化。

胃的分部：贲门以上的半圆状的部分为胃底部（胃穹窿部），从此至角切迹（胃角）为胃体部，角切迹至幽门为幽门部。幽门部分为幽门窦（前庭部）及狭长的幽门管。另外，前壁与后壁的内侧弯曲（右侧缘）为胃小弯，外侧弯曲（左侧缘）为胃大弯。

胃壁的结构

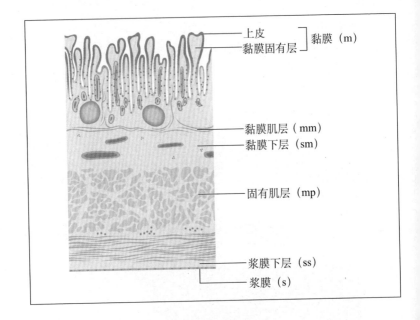

胃壁的结构，从胃腔侧起分为黏膜、黏膜肌层、黏膜下层、固有肌层、浆膜下层及浆膜层。黏膜为覆盖胃内面的部分，由黏膜上皮、黏膜固有层及黏膜肌层构成。黏膜上皮为单层柱状上皮，黏膜固有层为腺体组织及结缔组织。黏膜肌层由内环行和外纵行两薄层平滑肌组成，与黏膜皱襞的形成和运动有关。黏膜下层由结缔组织构成，支撑黏膜层，内含有血管、淋巴管、神经及脂肪组织。肌层由内斜行、中环行、外纵行的3层平滑肌组成。浆膜下层组织是肌层与其间的纤维结缔组织，衬在浆膜内。浆膜是腹膜的一部分，腹膜脏层覆盖胃的前面与后面，在小弯处形成小网膜，对侧的大弯处形成大网膜。

3.十二指肠解剖

小肠是与胃连接长约6m的管状器官，分为十二指肠、空肠、回肠。在腹腔内呈蛇形并与大肠相移行。

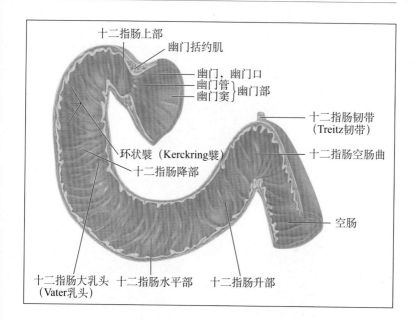

· 十二指肠

十二指肠是从幽门开始至十二指肠空肠曲的 C 形弯曲部分，长约 25cm。分为上部、降部、水平部和升部。十二指肠球部（上部的上半部分）起进入后腹膜。降部走行于胃的后方，在胰头的外侧下行。水平部与左肾静脉相同，穿行于主动脉与肠系膜上动脉之间。升部与水平部延续，斜向左上方。在胃的后方越过 Treitz 韧带出腹膜腔与空肠移行。十二指肠降部内侧有十二指肠大乳头（Vater 乳头），十二指肠大部分固定在腹膜后，活动性差，十二指肠球部相对固定性差，有较好的活动性。

· 空肠与回肠

空肠始于十二指肠空肠曲，位于左上腹部及脐部。回肠位于右下腹部，有时位于盆腔内，在右髂窝内形成回盲部与结肠移行。空肠及回肠全程的表面由腹膜包被形成较长的腹膜襞称为小肠系膜，小肠由小肠系膜悬系于后腹壁，有较大的活动度。

空肠、回肠壁的结构

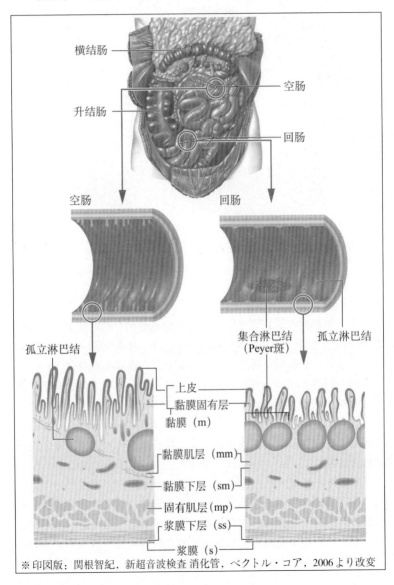

横结肠

空肠

升结肠

回肠

空肠

回肠

孤立淋巴结

集合淋巴结
（Peyer斑）

孤立淋巴结

上皮
黏膜固有层
黏膜（m）
黏膜肌层（mm）
黏膜下层（sm）
固有肌层（mp）
浆膜下层（ss）
浆膜（s）

※ 印图版：関根智紀，新超音波検查 消化管，ベクトル・コア，2006 より改变

空、回肠肉眼看差异很小，没有明显的界线，起始部分腔内的环状襞较发达，空肠管径及肠壁的厚度都超过回肠。肠系膜间分布的淋巴结在空肠的部分比回肠的部分更密集些。

另外，在黏膜内含有淋巴滤泡，孤立淋巴滤泡分散在空肠黏膜内，回肠黏膜内含有数十个孤立淋巴滤泡呈长圆状聚集，称为集合淋巴滤泡，又称Peyer斑。

4.回盲部解剖

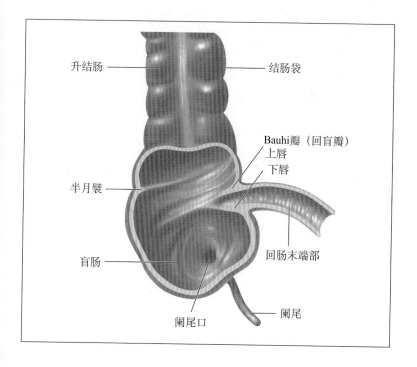

回盲部是小肠与大肠的分界处，包括回肠末端与Bauhin瓣（回盲瓣）、盲肠、升结肠的一部分。回肠末端在右下腹与盲肠相连接。回盲瓣是回肠末端与盲肠的分界线，回盲瓣是黏膜的大隆起，有防止大肠内容物逆流回小肠的作用。

回盲瓣的形态差异很大，上下大致是水平位置，上唇与下唇形成小带与结肠半月襞相连接。上唇与下唇之间有横长的唇裂，这个唇裂呈楔形进入回肠末端。

· 盲肠

盲肠是大肠的起始部，管径最粗。位于右髂窝内，在回肠末端与大肠连接位置（回盲部）的下方，到盲端长约5cm。由于发育时肠管的旋转、移动的差异，盲肠的位置变异很大。另外盲肠的后内侧壁有阑尾的开口。

· 阑尾

阑尾的根部开口于盲肠的内侧面，Bauhin瓣(回盲瓣)的下方约2cm，是像嘴一样向外伸出的细管状器官。

阑尾的形状、长度因人而异，变化很大，超声检查时的正常阑尾长度为50 ~ 70mm，横径在6mm以下。

阑尾的外表全部有浆膜覆盖，阑尾系膜是小的镰状肠系膜与后腹壁相接。阑尾的位置变化也很大，分为回肠前位、回肠后位、盆位、盲肠下位、盲肠后位。这是阑尾游离性大的原因，也与盲肠的位置变化有关。阑尾炎超声检查时阑尾的定位，升结肠为时钟12点方向，约70%在3点到6点方向可以确定阑尾位置（参考第48页，阑尾的位置与方向的多样性）。

5. 大肠解剖

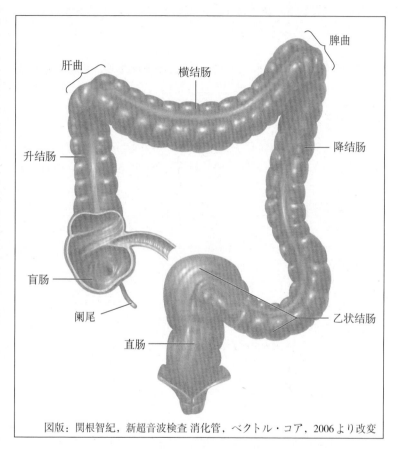

图版：関根智紀，新超音波検査 消化管，ベクトル・コア，2006 より改変

　　大肠是小肠的延续，是消化道的最后部分。沿腹腔的外周马蹄形分布，与肛门延续，分为盲肠、结肠、直肠。长约 1.7m，管径较小肠要宽。

　　· 结肠

　　结肠分为升结肠、横结肠、降结肠、乙状结肠。升结肠与横结肠移行部为结肠肝曲（结肠右曲），横结肠与降结肠移行部为结肠脾曲

（结肠左曲）。升结肠与降结肠位于腹膜后，由于没有肠系膜，由结缔组织固定于腹后壁。横结肠与乙状结肠位于腹腔内，由肠系膜连接，活动度较大。

（1）升结肠

升结肠长8～15cm，在右髂窝与盲肠上部连续，在腰方肌的前面上行，在肝右叶的下面成为肝曲（结肠右曲），向左前方移行为横结肠。

（2）横结肠

横结肠长25～50cm，先向前下方凹形下垂后沿胃大弯向左，在脾的内下方成为脾曲（结肠左曲）转折向下移行为降结肠。脾曲较肝曲位置高。

（3）降结肠

降结肠长25～50cm。与脾曲延续后在左肾、左腰方肌的前面垂直下行，在左髂窝移行为乙状结肠。

（4）乙状结肠

乙状结肠的长度分为3种情况。首先较短的乙状结肠为15～30cm，其次中等长度的乙状结肠约40cm，最后较长的乙状结肠为60～80cm。乙状结肠在左髂窝内呈不规则的S状弯曲，在骶骨前移行为直肠。乙状结肠的形态、位置随长度的不同而变化。

· 直肠

直肠是消化道的最终部分，长20～21cm。男性直肠位于膀胱、前列腺、精囊的后方，女性直肠位于子宫及阴道的后方。与乙状结肠延续，在骶骨、尾骨的前方下行，直肠下段向后下方明显弯曲，开口于肛门。与结肠不同，直肠没有相当于结肠隆起和半月襞的结构。

第 2 章　　消化道的扫查方法

1. 食管、胃及十二指肠的扫查方法

消化道的超声诊断，必须要理解解剖之后再进行检查。因此，首先要认真阅读消化道的解剖内容。

从腹部食管到十二指肠的扫查方法，胃的贲门部、胃底、十二指肠容易显示，掌握了解剖学的位置关系后，再仔细观察各部分就容易了。例如胃的形态各种各样，胃角部及胃体部显示比较困难。由于胃与食管的连接部及十二指肠的下部在解剖上位置比较固定，这时先确定比较容易显示的贲门部与胃底部是非常重要的。这种扫查方法与通常的肝、胆、胰、肾的扫查方法没有什么不同。就是说没有特别的扫查方法，腹部食管、胃、十二指肠可以自然地显示，认识它们，会给扫查带来方便。

胃的扫查可沿巡，从腹部食管向心窝部斜扫（基本图像A）；胃前庭部是在右肋缘下纵扫（基本图像B）；十二指肠是在右上腹部斜扫（基本图像C）。关键是一边在A、B、C的图像中确定解剖位置，一边按贲门部、胃体部、胃角部、前庭部、十二指肠的顺序扫查。贲门部是从基本图像A在心脏方向向上观察，十二指肠是从前庭部开始沿着幽门、球部、降部、水平部的顺序扫查。食管的扫查，除了腹部食管，颈部、胸部食管一般不能使用超声检查，由于颈部食管在甲状腺、颈动脉检查时容易显示，可以观察到。胸部食管的上部、中部不能显示，下部可以利用心脏的声窗来显示。下面讲述各部位的扫查技巧。

扫查的基本顺序

腹部食管—贲门部→胃体部→胃体下部—胃角部→前庭部→幽门—十二指肠→十二指肠降部→十二指肠水平部

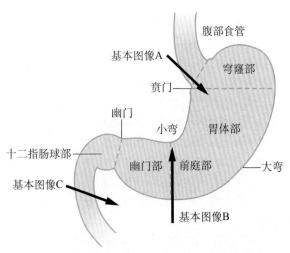

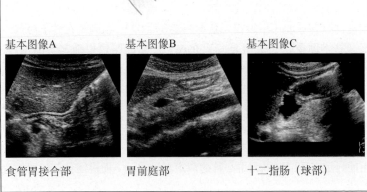

基本图像A　　　　　基本图像B　　　　　基本图像C

食管胃接合部　　　　胃前庭部　　　　　　十二指肠（球部）

·腹部食管—贲门部 ①

剑突下纵扫，肝左叶与主动脉之间可见食管的横断面图像呈环状。

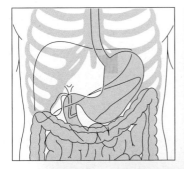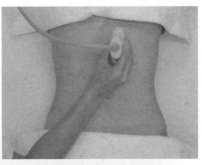

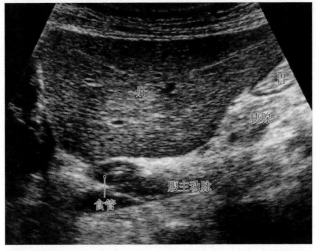

· 腹部食管—贲门部 ②

从①的位置，以肝左叶为声窗向上显示心脏后，探头扇形倾斜，可显示食管与胃的连接部，呈鸟嘴状（鸟嘴征）。然后，在此处将探头略向左移动，可显示内腔较大的贲门。

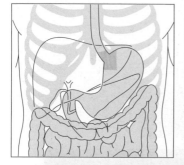
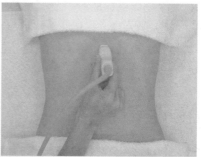

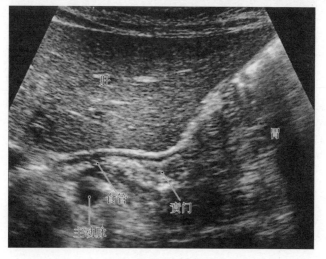

· 胃体部

由食管胃结合部（基本图像A）追踪胃壁（固有肌层）的连续性，探头向下移动可显示与贲门连续的胃体部。胃体部为弯曲状态，不易显示，深吸气后胃体部小弯充分伸展有利于胃体部的观察。另外，胃体部后壁及大弯侧由于受气体的影响显示困难，若用胃脱气水充盈法有助于显示。

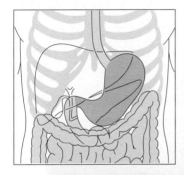
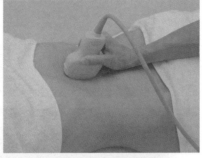

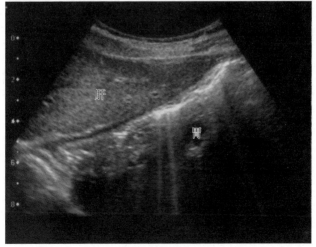

·胃角部

从胃体部正中下方沿胃壁的方向扫查。移动探头，在肝左叶下缘的下方可显示胃角部。

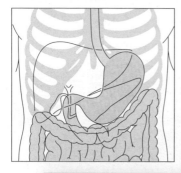 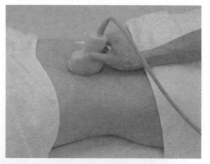

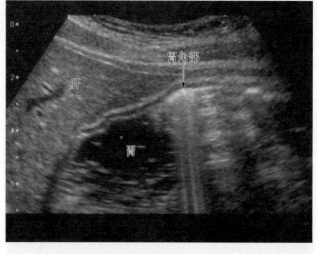

·胃前庭部

胃角部扫查后，患者呼气时，探头移向正中，可显示腹腔内比较浅的胃前庭部（基本图像B）。当这一系列扫查有疑问时，可从容易显示的部位重新试着扫查。由于胃前庭部在腹腔内位置较浅，使用高频探头可细致观察胃壁的构造。

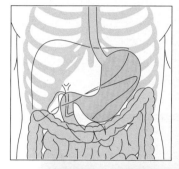
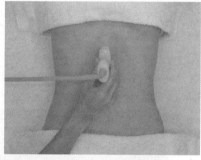
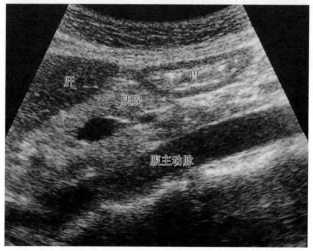

·胃前庭部（续）

使用高频探头观察胃壁的结构，可显示胃壁分为5层。

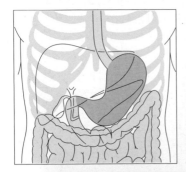
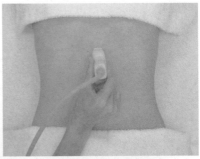

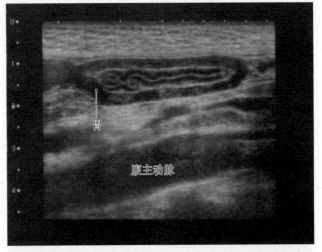

· 幽门部—十二指肠球部

从前庭部扫查的部位，探头向右侧移动，以显示的幽门括约肌固有肌层最厚处作为幽门的标志，探头慢慢地横向扫查。将连续显示出前庭部、幽门、十二指肠球部。十二指肠（球部）的壁较胃壁薄，不易显示，越过固有肌层肥厚的幽门部，壁薄的部分就是十二指肠。

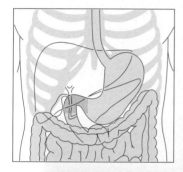
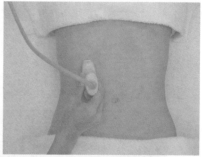

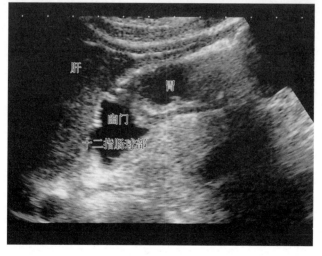

· 十二指肠降部

十二指肠降部显示为围绕胰头C形走行的管腔脏器。

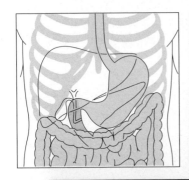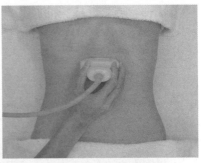

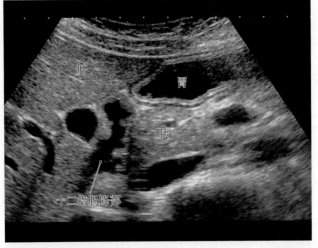

·十二指肠水平部

十二指肠水平部，横扫时在胰体部下方，腹主动脉与肠系膜上动脉之间走行的管腔脏器。看不见的情况下，纵扫时可显示肠系膜上动脉与腹主动脉之间水平部的短轴图像，在该处探头转为横扫就可以了。

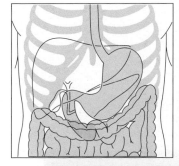
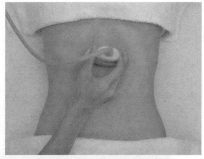

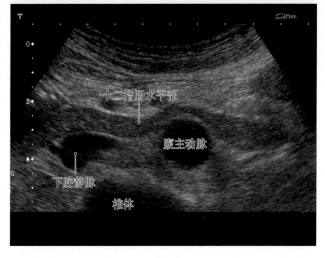

· 胃穹窿部

左肋间扫查，调整探头的角度试着显示。但是，由于气体多而且位置深，通常显示困难。观察时可用脾作为声窗，以及用胃内脱气水充盈等方法是必要的。

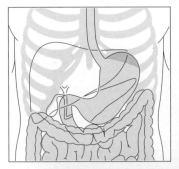
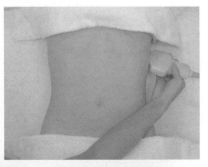

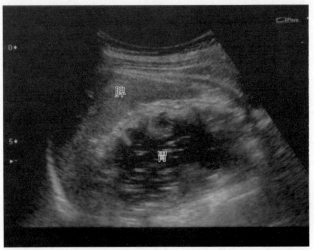

· 颈部食管（短轴像）

日常的超声检查不包括颈部食管，在有吞咽困难等症状时应认真观察食管。

在甲状腺左叶下极的背侧，颈部食管（短轴图像）表现为与气管相邻的 5 层组织的管腔结构。

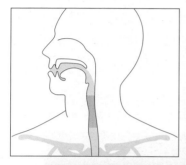
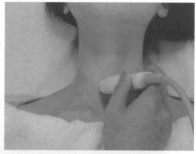

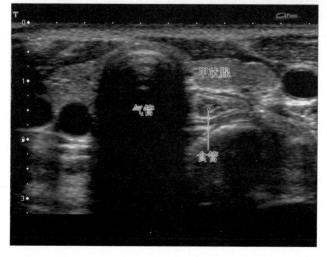

· 颈部食管（长轴像）

探头旋转 90° 可显示颈部食管（长轴图像）。被检者吞咽唾液时，可看到从口腔向下传送性收缩的腔内移动，即可判定为食管。

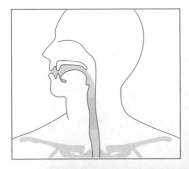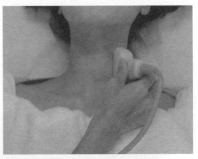

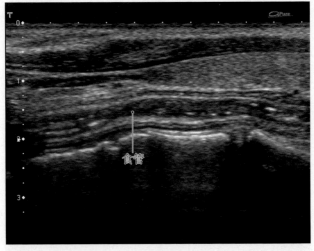

· 胸部食管

胸部食管的下段，以心脏作为声窗时可在左心房的背侧观察到。多数情况下，很难得到清晰的图像，右侧卧位，借助调整体位和呼吸即可清晰显示出胸部食管。

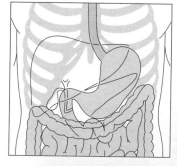

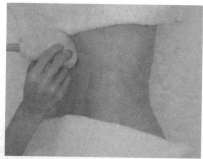

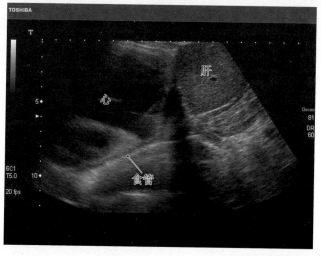

2. 小肠的系统扫查方法

小肠的位置不固定，系统的观察较困难，空肠多位于左上腹，回肠多位于右下腹，所以观察的目标应该是整个腹部。正常的小肠表现为气体少、蠕动活跃的管腔脏器。另外，空肠与回肠在超声表现方面也有形态上的不同，如管径、环状襞的间隔、高度等。空肠与回肠比较，管径粗、环状襞较密，高度较高。

· 空肠

扫查空肠应在左上腹部，表现为环状襞密度大，位置高，蠕动活跃的管腔脏器。

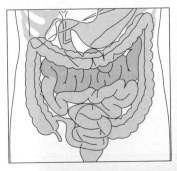
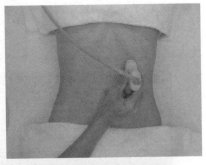
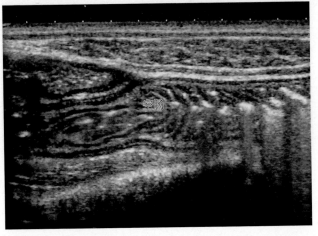

·回肠

回肠是在右下腹附近扫查到的管腔脏器。回肠末端从骨盆内肠腰肌的腹侧横扫，显示出与盲肠连续的管腔脏器，可以判断为回肠。

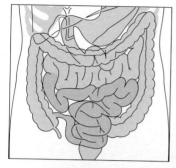
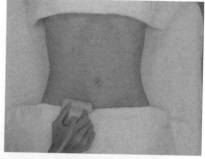

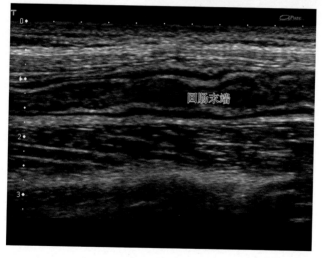

回肠末端

· 回肠末端—Bauhin 瓣

回肠末端进一步向肛门侧连续扫查，可显示与盲肠交界处的回盲瓣。

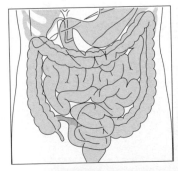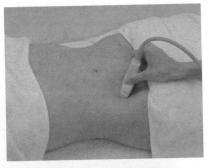

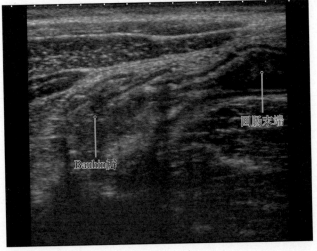

3.大肠的系统扫查方法

大肠，从盲肠到直肠可以系统扫查。虽然在解剖学上阑尾属于大肠范围，但是由于急性阑尾炎等疾病使阑尾成为超声常规检查的部位，本书将单独叙述。

大肠的扫查方法，首先检查升结肠，可在右侧腹部扫查，在最外侧最靠背侧走行的多气体管腔脏器即为升结肠，然后扫查横结肠，方法是显示回盲部后（阑尾部分参考"回盲部和阑尾的系统检查方法"）向肛门方向从升结肠经过肝曲扫查出横结肠。再从脾曲附近观察降结肠、乙状结肠。由于升结肠与降结肠固定在后腹膜上，是超声检查较容易确定的部位。另外，横结肠及乙状结肠有肠系膜，在腹腔内有活动性，扫查起来较难以确定。直肠是深部脏器，扫查受患者体型的影响，条件好的话，膀胱充盈时可以显示。

基本检查步骤

回盲部①②→升结肠③→横结肠④⑤→降结肠⑥⑦→乙状结肠⑧→直肠⑨⑩

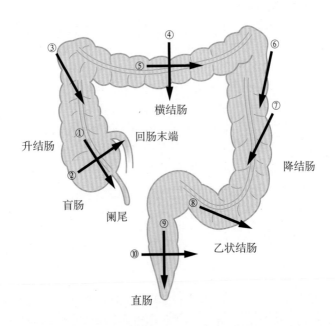

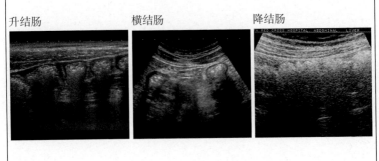

升结肠　　　　横结肠　　　　降结肠

·升结肠

升结肠在右侧腹部显示为有结肠袋并含气多的管腔脏器。首先横断扫查显示为在最外侧，最背侧的含气的管腔脏器。在此向上下直线扫查，向上为肝右叶下面的肝曲，向下最终为盲端。

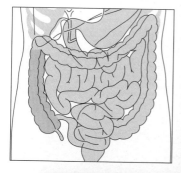
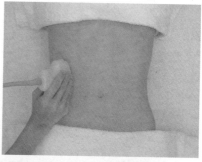

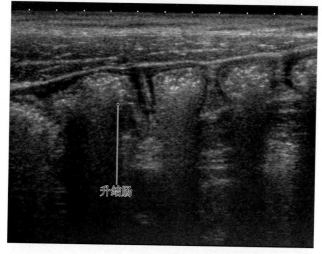

升结肠

・横结肠・肝曲部

从升结肠向上追踪扫查，从肝右叶下面的肝曲开始，向左横方向扫查可见连续的有结肠袋的管腔脏器，即横结肠。肝曲部可在右肋缘下追踪扫查，也可以肝作为声窗从肋间观察。在显示不清的情况下，深吸气、改变扫查角度及按压可使图像显得更清晰。

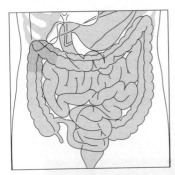
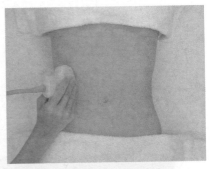

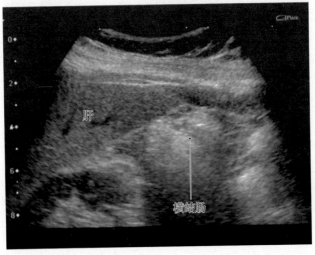

・横结肠①（短轴像）

在剑突下纵扫，肝左叶的下方显示胃的图像后，探头原样地向下移动，显示出的管腔脏器为横结肠。

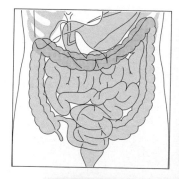
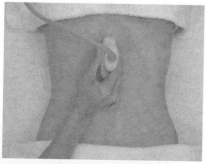

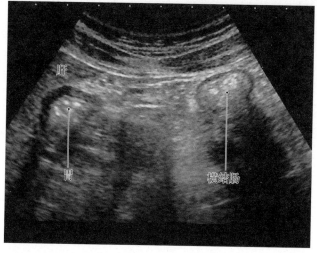

·横结肠②（长轴像）

扫查出短轴图像后，探头旋转90°，横断扫查的腹壁正下方见有结肠袋结构从右向左的管腔脏器为横结肠。

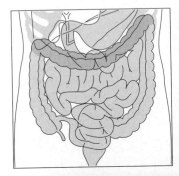
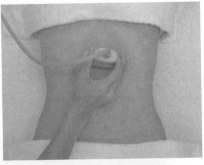

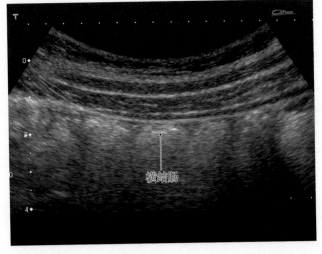

· 横结肠·脾曲部

脾曲部的扫查，首先在显示出横结肠的部位追踪扫查，然后扫查脾曲与降结肠的连接部。扫查技巧是，显示降结肠短轴后在脾曲附近深吸气后可根据两者连接处的气体图像确定脾曲。另外，以脾作为声窗，也可直接显示脾曲。要注意脾曲靠近横结肠的部位是否最容易扫查不到的盲区。

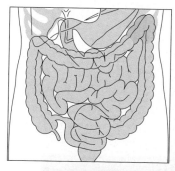
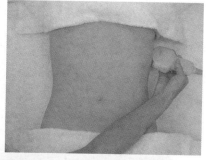

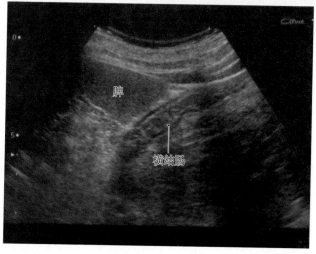

·降结肠

降结肠在左侧腹部基本上是直线下行。首先横断扫查显示含气的管腔样结构，由此处向上下方向近乎直线的追踪扫查，然后纵行扫查显示结肠袋即可确定为降结肠。降结肠与升结肠的位置对称，在最外侧的最背侧走行，扫查的步骤也是与升结肠的检查相同。

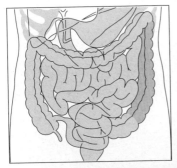
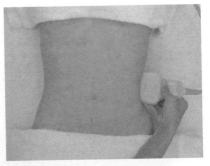

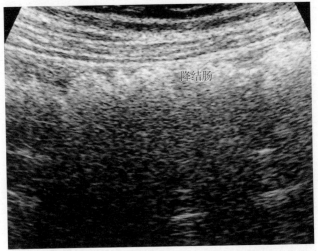

降结肠

· 乙状结肠

乙状结肠扫查较容易，自降结肠连续扫查即可。但是，乙状结肠走行不规则，是检查的困难部位。扫查技巧，以不动的气体图像为标志在可追踪的范围扫查，然后小心加压排除周边的气体显示有无异常。

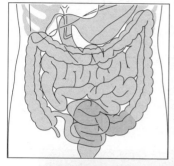
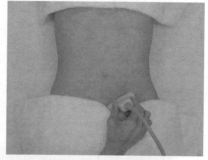

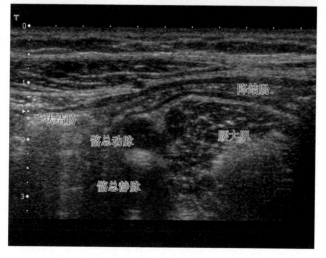

· 直肠① （长轴像）

直肠，在男性位于前列腺及精囊的背侧，女性位于子宫及阴道的背侧，是不蠕动的管腔脏器。由于直肠的位置较深，一般情况下显示困难，因此，扫查直肠时应在膀胱充盈状态下进行。

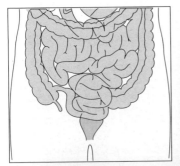

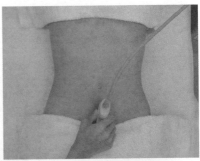

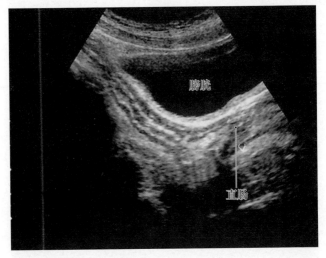

· 直肠② (短轴像)

长轴图像扫查后，探头旋转90°，扫查出直肠短轴图像。

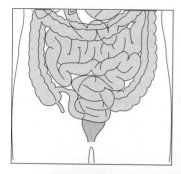
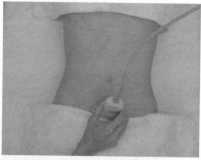

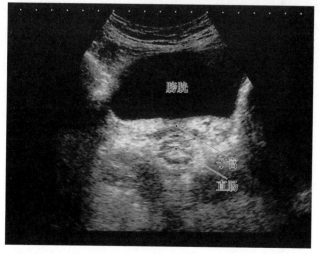

　　4.回盲部和阑尾的系统扫查方法

　　回盲部的扫查方法，首先从升结肠向下追踪气体的连续性，在有结肠袋的最末端形成盲端为盲肠，确定盲肠后显示回盲部末端、分界处相邻的回盲瓣。腰大肌的内侧有髂总动脉、髂总静脉，也可显示在这里跨过腰大肌从盆腔与盲肠连续的回肠末端。上述的检查方法显示回盲部后，扫查阑尾。

　　通常由于多数情况下阑尾在盲肠的正中侧略向下方的位置显示，所以要在此集中扫查。在这个范围没有显示的情况下，要考虑到阑尾走行的多样性，在盲肠的内侧左上方，外侧的右上方及背侧、外侧右下方扫查，阑尾的盲端可在脐及右肾的位置观察到。但是，实际操作要非常熟练，对于初学者来说这个扫查非常困难。在急性阑尾炎时，由于超声检查是初期诊断，同时在多数情况下又是最终的诊断，笔者认为对于超声检查者来说这是必须掌握的技术。因此认真扫查，掌握技术是非常重要的。

· 回盲部①

从升结肠向下追踪气体的连续性，有结肠袋的最末端成为盲端的可以确定为盲肠。以此为中心进行扫查，探头向正中侧移动扫查，盆腔内向着盲肠方向走行，内容物少，蠕动活跃的管腔脏器，此处即为回肠末端。

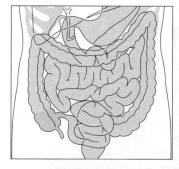
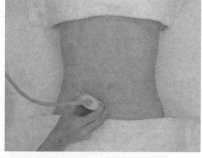

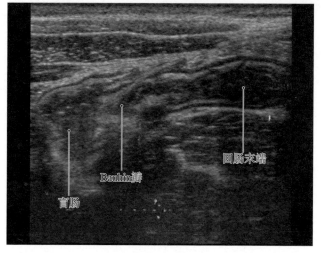

·回盲部②

　　追踪在右下腹跨过髂总动、静脉，在腰大肌前面横向走行的与升结肠连续的回肠末端可以确定回盲部。扫查要领，多数情况下以腰大肌作为基底用力加压，可清晰显示回盲部。对于阑尾的扫查，必须要准确确定回盲部。

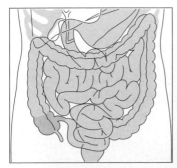
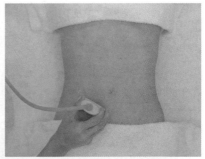

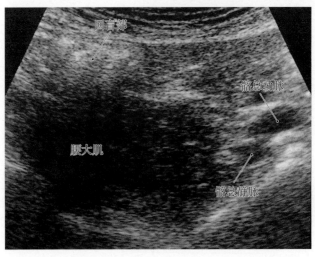

· Bauhin 瓣（回盲瓣）①

位于回肠末端与盲肠交界处的 Bauhin 瓣（回盲瓣）呈上唇、下唇的形状，在长轴扫查可见蘑菇样的特征性表现。

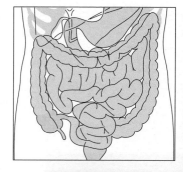

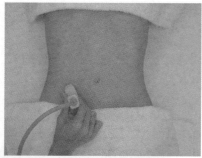

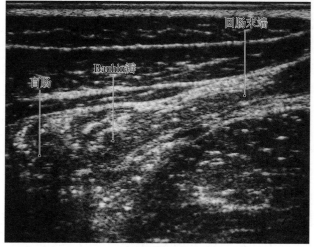

· Bauhin 瓣（回盲瓣）②

在短轴扫查 Bauhin 瓣（回盲瓣）表现为稍稍高回声的同心圆状。

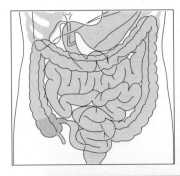
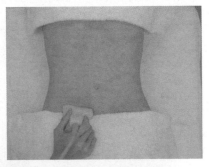

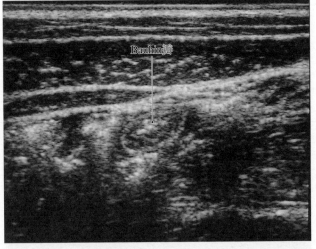

·阑尾口的确定

回盲部确定之后，约在Bauhin瓣同侧的下方可以确定阑尾口。在此处呈鸟嘴状伸展的管腔脏器即为阑尾。如果加压扫查，可以得到阑尾口的清晰图像。

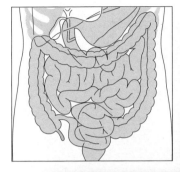
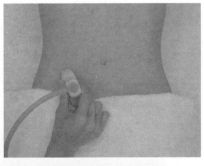

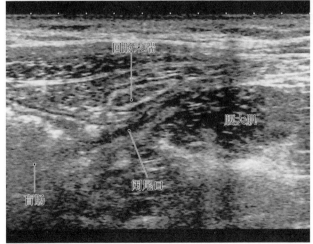

· 阑尾的走行

　　从阑尾口仔细寻找起始部，探头向下加压，阑尾固定后追踪其连续性。在不能确认时，除了盆腔深部的扫查，还必须回到阑尾口，重复同样的扫查，避免与回肠末端混淆。

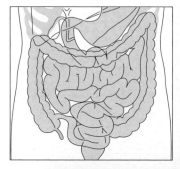
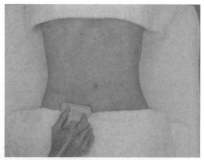

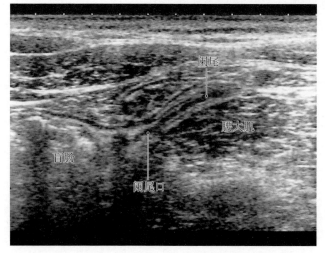

· 整个阑尾的显示

继续前面所述的扫查，必须先确定盲端，显示整个阑尾的图像。阑尾走行明显纡曲时，也可以在短轴扫查，部分显示。

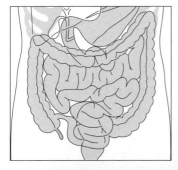

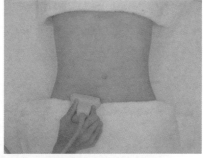

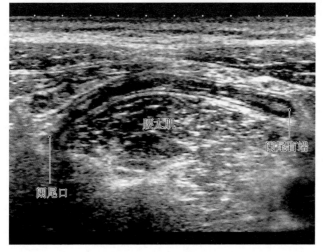

· 阑尾的位置与方向的多样性

阑尾的位置分为近心部、中部、远心部3部分，分界不明确。超声检查时远心部的末端的走行多数追踪困难，阑尾的方向，伴肠管的蠕动和体位改变而变化。在笔者检查的病例中，阑尾由近心部到中部方向，内侧左下方的较多占67%，其次，内上方约12%。重要的是要有阑尾的方向是多样性的概念，练习扫查的基本技术，从阑尾开口部向远端仔细追踪检查。

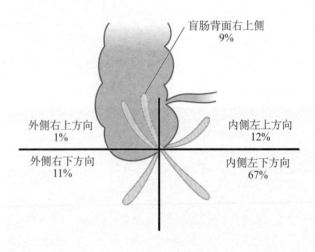

盲肠背面右上侧
9%

外侧右上方向
1%

内侧左上方向
12%

外侧右下方向
11%

内侧左下方向
67%

5. 正常消化道管壁的超声图像

· 胃壁的超声图像

超声检查可以显示正常胃壁结构中的 5 层不同水平的回声图像，与组织学染色图像对比基本吻合。也就是说，可以显示出从黏膜面开始第一层的高回声（胃腔与黏膜表面分界的回声①），第二层的低回声（包括黏膜肌层的黏膜层②），第三层的高回声（黏膜下层③），第四层的低回声（肌层④），第五层的高回声（浆膜与外部边界的回声⑤）的 5 层结构。另外，胃壁各层构造判断要点，在 5 层结构不能清晰显示的情况下，如果能够明确显示出黏膜下层的高回声带，则可以判断为胃壁结构是正常的。

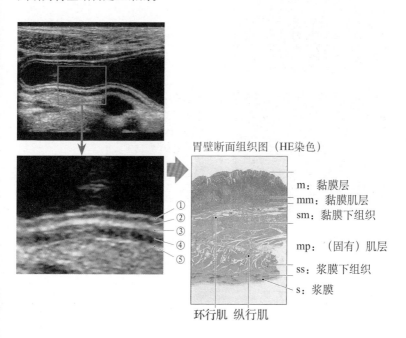

胃壁断面组织图（HE染色）

m：黏膜层
mm：黏膜肌层
sm：黏膜下组织

mp：（固有）肌层

ss：浆膜下组织
s：浆膜

环行肌 纵行肌

· 阑尾壁的超声图像

超声检查阑尾壁的正常结构，与其他消化道一样表现为5层结构。也就是说，可以显示出从黏膜面开始第一层的高回声（内腔与黏膜表面分界的回声①），第二层的低回声（黏膜层与淋巴滤泡②），第三层的高回声（除淋巴滤泡以外的黏膜下组织③），第四层的低回声（肌层④），第五层的高回声（浆膜与外部边界的回声⑤）。其中第二层的低回声，是由于淋巴滤泡组织发达表现出较厚的缘故。

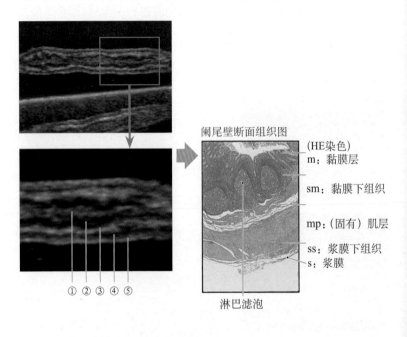

阑尾壁断面组织图

(HE染色)
m：黏膜层

sm：黏膜下组织

mp：(固有) 肌层

ss：浆膜下组织
s：浆膜

① ② ③ ④ ⑤

淋巴滤泡

· 消化道壁各层结构与正常值

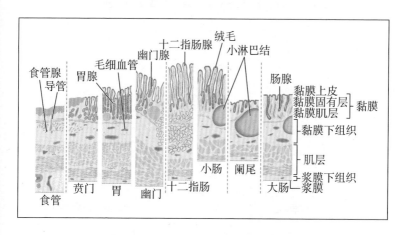

正常消化道管壁厚度与肠管径（参考值）

		壁厚（mm）	肠管径（mm）
胃		≤ 5	
小肠		≤ 4	≤ 24
结肠	升结肠	≤ 4	≤ 20
	横结肠	≤ 4	≤ 16
	降结肠	≤ 4	≤ 18
	乙状结肠	≤ 4	≤ 17
直肠		≤ 6	≤ 18
阑尾		≤ 2.3	≤ 6

第3章 病例篇：上消化道

一、食管裂孔疝

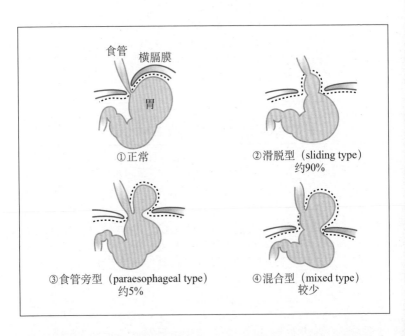

食管　横膈膜

胃

①正常

②滑脱型（sliding type）
约90%

③食管旁型（paraesophageal type）
约5%

④混合型（mixed type）
较少

对比较大的有疝囊的食管裂孔疝（hiatus hernia），超声可以显示疝囊与上端胃腔之间的胃内容物的流动。另外在疝囊较小的食管裂孔疝没有合并反流性食管炎的情况下，食物负荷试验可观察到胃食管反流。

食管裂孔疝囊的扫查方法，首先确定胃的上端，然后扫查突入到胸腔的胃内腔显示疝囊，并且可以显示疝囊与胃腔的交通，实时观察胃内容物的流动。

要点
·疝囊与上端胃内腔的显示 ·疝囊内胃内容物的流动

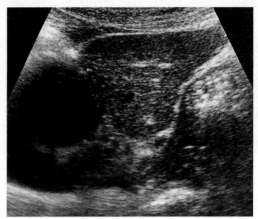

71 岁，女。主诉：胸部烧灼感

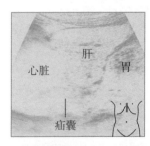

食管胃结合部松弛，扩大，可实时观察到胃内容物反流到食管。食管裂孔疝，胃食管反流的超声图像。

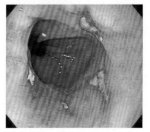

食管内镜所见：食管胃结合部开大，可见滑脱型食管裂孔疝。可见发红、有白苔的黏膜损害（mucosal break），是反流性食管炎的表现。

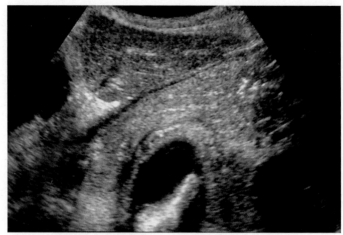

87岁，女。主诉：胸部烧灼感

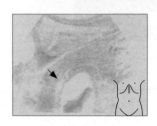

胃贲门部越过横膈膜窝处，可显示胃内容物潴留的疝囊（→）。是滑脱型食管裂孔疝的超声图像。可以看到疝囊与上端胃腔流出与反流。

备忘录：反流性食管炎的洛杉矶分类

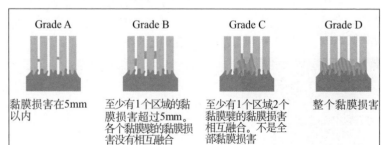

Grade A	Grade B	Grade C	Grade D
黏膜损害在5mm以内	至少有1个区域的黏膜损害超过5mm。各个黏膜襞的黏膜损害没有相互融合	至少有1个区域2个黏膜襞的黏膜损害相互融合。不是全部黏膜损害	整个黏膜损害

二、食管癌

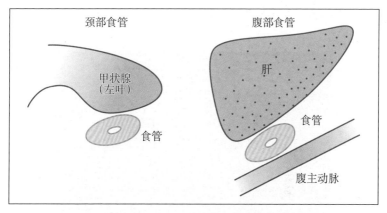

颈部食管　　　　　　　　　腹部食管

甲状腺
（左叶）

肝

食管

食管

腹主动脉

　　超声可以显示的食管，仅限于颈部食管、腹部食管，超声可以对这些部位的食管癌（esophageal carcinoma）做出诊断。关于颈部食管、腹部食管的扫查方法，请参照食管的扫查方法。

　　颈部食管进展期癌，用高频探头观察表现为假肾样，管腔壁为低回声不规则增厚。另外，颈部食管进展期癌也可用高频线阵探头扫查，可得到与前者相同的超声图像。胸部食管只能观察到下段，右侧卧位扫查时，在左心房的背侧可以扫到同样的肿瘤图像。

　　对于食管癌，超声检查在淋巴结转移、远处转移的诊断都有价值，关注食管周围的淋巴结，颈部、腹部淋巴结，肝、肾上腺的转移

要点

· 甲状腺左叶的背侧显示的是颈部食管

· 肝左叶后方与腹主动脉之间走行的是腹部食管

· 右侧卧位，左心房的背侧是胸部食管的下段

· 管腔壁肥厚呈假肾样不规则的低回声

· 淋巴结转移的诊断，食管周围淋巴结，颈部、腹部淋巴结的扫查，肝、肾上腺等远处转移灶的扫查

是非常重要的。非常遗憾的是，超声不能对早期食管癌的浸润深度做出判断，超声内镜检查（endoscopic ultrasonography，EUS）对于食管表面癌的浸润深度及淋巴结的转移有诊断价值。

1. 颈部食管癌

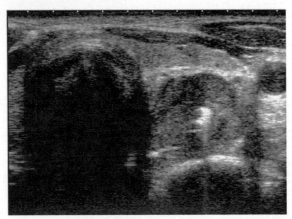

61岁，男。主诉：吞咽困难

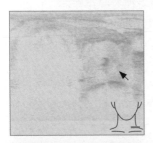

表现为颈部食管壁全周增厚约15mm。可见向腔内突出的不规则的低回声肿瘤（→），黏膜下层回声减低，与肌层的分界不清晰，为进行性食管癌的超声图像。

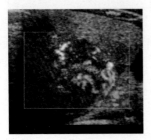

超声图像（Advanced Dynamic Flow™，ADF）：肿瘤内可见比较粗大的树枝样血管结构，血流信号增强，上皮型进展期食管癌的ADF图像。

2. 胸部下段食管癌

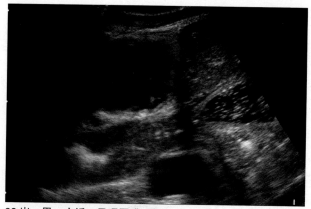

68 岁，男。主诉：吞咽困难

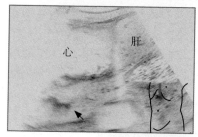

右侧卧位的体位改变后以心脏作为声窗，可以清晰观察到胸部食管下段至腹部食管壁全周增厚，是胸部下段进展期食管癌的图像。

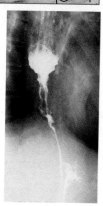

X 线食管造影所见：胸部下段食管至腹部食管长约 7cm 的重度狭窄表现。

三、胃和十二指肠溃疡

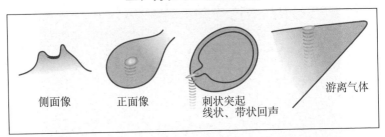

侧面像　　　　正面像　　　刺状突起　　　　游离气体
　　　　　　　　　　　　　　线状、带状回声

　　在本院为急腹症来院就诊的患者进行超声检查，有多次诊断胃十二指肠溃疡伴有穿孔的经验。另外，也可用超声观察由内镜诊断的大型溃疡的愈合过程。

　　胃十二指肠溃疡主要由内镜观察，超声也可详细观察，可以推断大小及 UL 分类（图 3-1）。所以，超声在评价急性期的活动性方面有诊断价值。消化性溃疡的内镜分期如图 3-2。

　　胃十二指肠溃疡的特征性超声图像水肿表现为局限性低回声胃壁增厚图像（溃疡部回声），另外，溃疡底部存留的渗出物等显示为高回声（白苔回声）。

　　白苔回声侧面为弧形，正面为圆形。如果伴有出血，胃腔内可见高低混合回声的血凝块，表现为无结构的漂浮物。更进一步，出现穿孔时可见突出肌层的线状、带状的白苔回声，在肝表面可见多重反射的游离气体。

要点
·溃疡部回声：从表层至深层的水肿性低回声壁肥厚图像
·白苔回声：凹陷表面的高回声图像，侧面呈弧形，正面呈圆形
·穿孔：突出肌层的线状、带状回声，肝表面游离气体图像

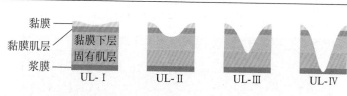

UL-Ⅰ：只有黏膜层的组织缺损（糜烂）
UL-Ⅱ：超过黏膜肌层，达到黏膜下层的组织缺损
UL-Ⅲ：组织缺损达到肌层
UL-Ⅳ：组织缺损超过肌层达到浆膜下组织及浆膜

图 3-1　消化性溃疡的 UL 分类

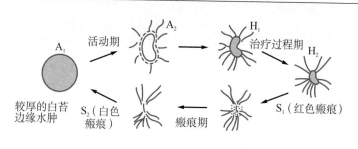

活动期（Active stage）
A₁：溃疡底部有较厚的白苔，边缘水肿，看不到再生上皮，可见出血及血凝块附着
A₂：溃疡底部可见白苔，溃疡边缘水肿减轻，可见少许再生上皮

治愈过程期（Healing stage）
H₁：溃疡缩小，边缘可见再生上皮形成的红色区域
H₂：溃疡明显缩小，红色区域增宽，可见少许白苔

瘢痕期（Scaring stage）
S₁：溃疡消失，红色区域残留红色瘢痕
S₂：红色区域消失，形成白色瘢痕

图 3-2　消化性溃疡的内镜分期（畸田三轮分类）

1. 胃溃疡

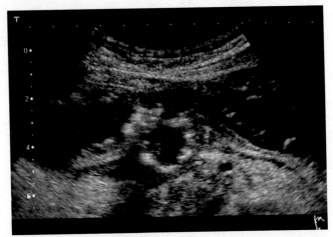

50岁，女。主诉：柏油样便

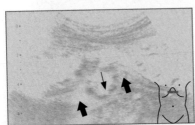

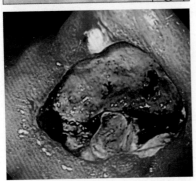

使用脱气水充盈法观察胃内病变。胃角部小弯后壁直径约20mm的火山状有堤坝的低回声（溃疡回声➡），凹陷部表面呈高回声（白苔回声→）。溃疡回声达到浆膜外侧，诊断为UL-Ⅳ型胃溃疡。

胃镜所见：在胃角部小弯后壁，有椭圆形深度A_2期的巨大溃疡。

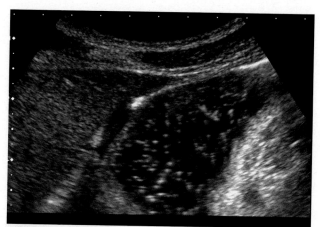

59岁，男。主诉：柏油样便、食欲缺乏

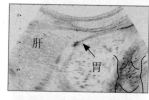

胃体上部小弯前壁可见直径约9mm的弧形高回声（白苔回声→）及其周围的低回声（溃疡部回声）。

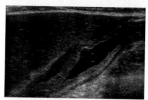

超声图像（高频线阵探头扫查）：周围的黏膜下层呈低回声性的增厚（溃疡部回声），诊断为UL-Ⅱ型胃溃疡。

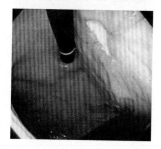

胃镜所见：胃体上部小弯前壁可见直径10mm的溃疡（A_2期），周边轻度水肿表现。

胃溃疡（穿孔病例）

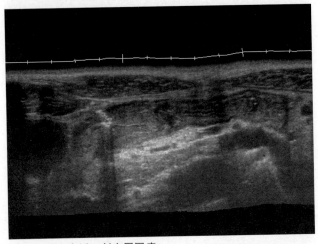

57岁，男。主诉：剑突周围痛

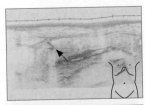

胃前庭部前壁可见达到浆膜层的伴有声影的线状强回声（→）。其周边为从表层到深层的明显水肿的低回声图像。另外，浆膜侧比较光滑，诊断为局限的UL-Ⅳ型胃溃疡。

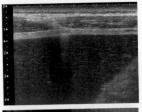

超声图像（高频线阵探头扫查）：肝表面可见伴有多重反射的点状强回声（free air）。

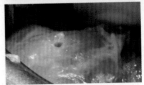

术中所见：胃前庭部前壁可见2.5mm的穿孔。周围可见极少量的不浑浊的腹水，实施缝合、大网膜填充手术。

2. 十二指肠溃疡

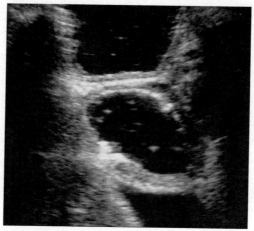

72 岁，男。主诉：右下肋部痛

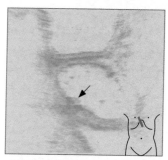

十二指肠球部前壁可见直径约15mm的弧形高回声（白苔回声→）伴有其周围的黏膜下层轻度增厚呈低回声（溃疡部回声）。诊断为UL-Ⅱ型十二指肠溃疡。

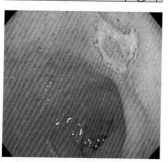

十二指肠镜所见：球部前壁可见直径12mm的溃疡（A$_2$期），周围轻度水肿改变。

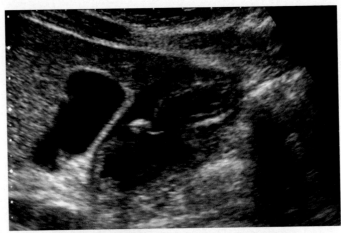

41 岁，男。主诉：柏油样便

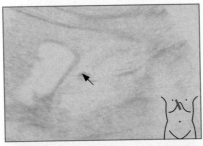

在幽门上可见直径约10mm
的弧形高回声（白苔回声→），
周围的黏膜下层呈明显增厚的
低回声（溃疡回声）。诊断为
UL-Ⅲ型十二指肠溃疡。

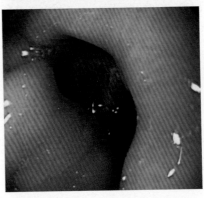

十二指肠镜所见：直径
10mm的溃疡（A₁期），周围
高度水肿改变。

十二指肠溃疡（穿孔病例）

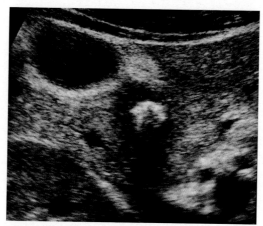

60 岁，男。主诉：上腹部痛

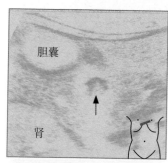

　　十二指肠球部前壁可见直径20mm管壁增厚呈低回声（溃疡部回声），伴有中心部弧形强回声（白苔回声→）的溃疡图像。

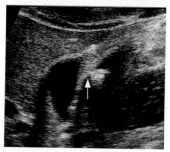

　　超声图像（侧面像）：可见贯穿浆膜层的线状高回声（→），考虑穿孔。在肝表面可见伴有多重反射的点状高回声（free air），诊断为十二指肠溃疡穿孔。

四、急性胃黏膜病变

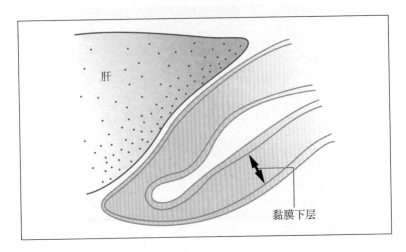

肝

黏膜下层

急性胃黏膜病变（acute gastric mucosal lesion，AGML），多数以超声检查作为首选。超声图像的特征是保持结构完整的高度肿胀的增厚图像。也就是说，AGML由于是以黏膜下层为主的缺血性疾病，表现为黏膜下层显著增厚及回声增强。但是，胃壁增厚是一过性的，多在症状减轻10d左右消退。AGML应与胃异尖线虫症、4型进展期胃癌、胃淋巴肿瘤等相鉴别。鉴别要点见表3-1。

表3-1　急性胃黏膜病变（AGML）与鉴别诊断

		AGML	胃异尖线虫症	4型进展期胃癌	胃淋巴肿瘤
壁性状	胃壁结构	保持	保持	消失或保持	消失或保持
	肥厚部位	黏膜下层	黏膜下层	全层	黏膜层至肌层
	肥厚范围	一个区域或全周性肥厚	局限性肥厚	弥漫性肥厚	局限性或弥漫性肥厚
超声所见		较高回声	低回声	较低回声	极低回声
伸展性		良好	良好	不良	较良好

要点

· 胃壁全周性明显增厚图像（黏膜下层高～低回声增厚）
· 胃壁结构正常
· 胃壁的伸展性良好

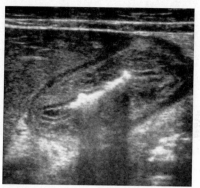

25 岁，男。主诉：柏油样便

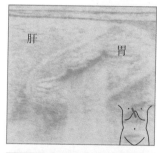

胃前庭部呈面包圈样明显增厚。用高频线阵探头扫查，黏膜下层增厚约 9mm，呈稍低回声。可见随胃的蠕动胃壁柔软的伸展。为急性胃黏膜病变的超声图像。

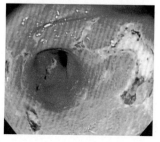

胃镜所见：从胃前庭部至胃角部可见地图状溃疡，表现出急性胃黏膜病变的征象。

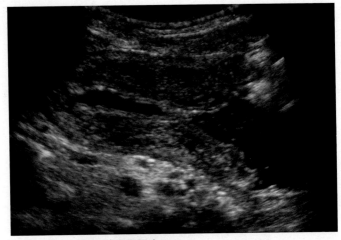

44岁，男。主诉：剑突周围痛

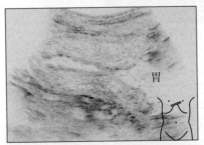

胃

可见胃前庭部局限性胃壁增厚。黏膜下层显著增厚，厚度约20mm，低回声的中心位置回声粗糙。另外可观察到随着胃液的流入胃壁的柔软伸展，诊断为急性胃黏膜病变。

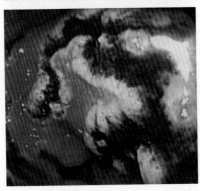

胃镜所见：从胃前庭部至胃体中部，可见多发的地图状伴有血凝块附着的溃疡，黏膜发红，明显增厚，为重症急性胃黏膜病变的图像。

五、胃癌

超声主要运用在进展期胃癌伴淋巴结转移、肝转移、腹膜转移的诊断。常见的 2、3 型进展期胃癌，多表现为局限性不规则的低回声肿瘤，也就是常说的假肾征。采用胃脱气水充盈法观察，可见周边有堤坝样低回声胃壁增厚的溃疡回声。4 型进展期胃癌的内镜检查，在黏膜面没有阳性发现时可以容易看到肥厚的胃壁，由于纤维化、黏液产生等原因，超声的表现也各种各样。1 型进展期胃癌观察的机会不多，可见到粗大的低回声隆起样病变。

早期胃癌的浸润深度的判断是以 EUS 为主。但是，笔者认为在可以比较清晰地显示胃壁 5 层结构的胃中部（M）、胃下部（L）等部位，采用胃脱气水充盈法，用超声观察浸润深度也是可能的。

早期胃癌的超声图像仅表现为黏膜层、黏膜下层增厚呈低回声，高低差别大的 Ⅱa + Ⅱb、Ⅲ型早期胃癌等可见到凹陷性病变。仔细观察，浸润深度较浅的 M、SM_1 型胃癌与浸润较深的 SM_2、SM_3 型胃癌是可以鉴别的。

彩色多普勒检查的意义还不肯定，进展期胃癌可以看到丰富的血流信号，多为高流速的搏动性波形。声学造影可观察到肿瘤内部的血管结构。

1.1 型进展期胃癌

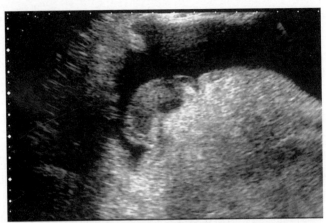

70 岁，男。主诉：上腹部不适，胃镜检查

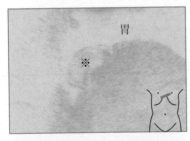

采用胃脱气水充盈法，在前庭部小弯侧，可见 40mm×20mm 的低回声肿瘤向腔内突出（※）。肿瘤呈分叶状。胃壁的各层界线不清。肿瘤的中央部分可见肌层的一部分，诊断为浸润至肌层的 1 型胃癌。

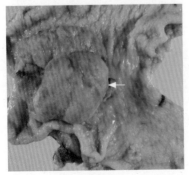

切除标本：实施胃全切手术。胃体下部小弯侧可见一 50mm×45mm 的 1 型隆起性病变。病理诊断为 por1，1，mp，INFβ，ly2，v3。

2. 2型进展期胃癌

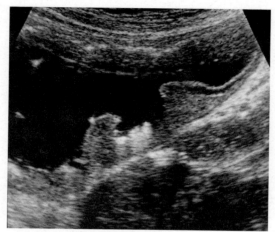

47岁，女。主诉：柏油样便

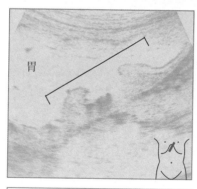

采用胃脱气水充盈法，胃体部后壁可见表现为黏膜下层呈低回声不均匀增厚的肿瘤，直径约55mm，中心部凹陷呈堤坝状，堤坝处黏膜层增厚，肿瘤中心处肌层消失，诊断为浸润浆膜及浆膜外的2型胃癌。

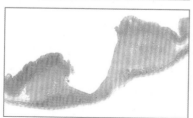

病理组织图：胃体下部后壁可见48mm×37mm的溃疡性病变。病理诊断为tub2，2，se，INFβ，ly1，v0。

3.3型进展期胃癌

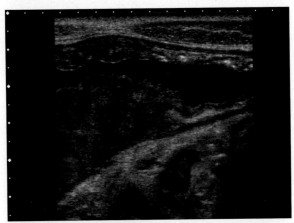

64岁，男。主诉：体重减轻

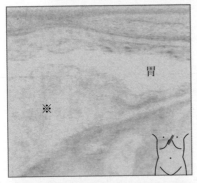

采用胃脱气水充盈法，胃角部小弯侧可见高低不规则的回声不均匀的肿瘤（※），肿瘤侵及前、后、侧壁，上部堤坝形成。另外，一部分肌层不清晰，诊断为浸润浆膜及浆膜外的3型胃癌。

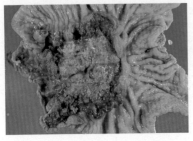

术后标本：胃角部小弯侧可见伴有堤坝形成的不规则的溃疡，下部堤坝破溃，与周围黏膜边界不清。病理诊断为tub2，3，se，INFβ，ly2，v2。

4. 4型进展期胃癌

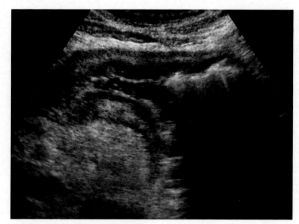

65 岁，男。主诉：柏油样便

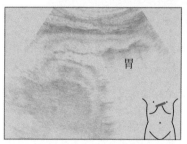

采用胃脱气水充盈法，胃体至胃前庭部胃壁全周性高度增厚，黏膜层明显肥厚，黏膜下层可见弥漫性边界不清晰的小片状低回声区。脱气水充盈后观察见胃壁伸展不良。诊断为4型进展期胃癌。

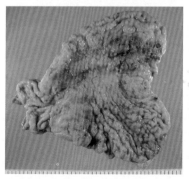

术后标本：实施胃全切手术后。可见整个胃壁硬化。胃大弯侧可见长约65mm的肥厚。病理诊断为por2，4，se，si，INFγ，ly3，v2。

5.Ⅰ型早期胃癌

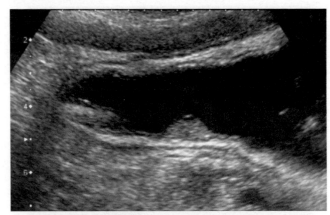

68岁,男。主诉:胃癌检查

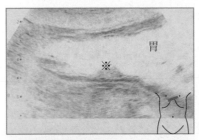

胃前庭部后壁可见直径约18mm,中心凹陷,内为高低混合回声、左右对称的隆起性病变(※)。根据黏膜下层至中层的一部分不规则的浸润度诊断为SM_2Ⅰ型早期胃癌。

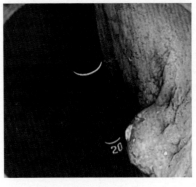

胃镜所见:胃前庭部可见一直径约20mm的半圆形隆起,中心部伴有凹陷,诊断为0-1SM型胃癌。病理诊断为Tub2,0-1,SM_2,INF β,ly1,v0。

6. Ⅱc型早期胃癌

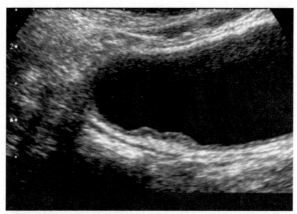

88岁，男。主诉：上腹痛

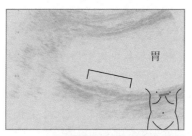

采用胃脱气水充盈法，胃角部后壁可见直径约19mm的中心部凹陷的胃壁肥厚。黏膜下层显示正常。由于浸润深度仅限于黏膜层，诊断为Ⅱc型早期胃癌。

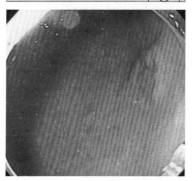

胃镜所见：胃角部大弯后壁可见一红色表面光滑的0-1Ⅱc型病变。实施内镜黏膜下层剥离术（endoscopic submucosal dissection, ESD）。病理诊断为高分化腺癌。tub1，0-Ⅱc，m，ly0，v0。

7. Ⅱc型类似进展期胃癌

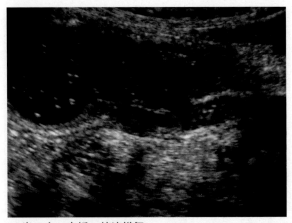

54 岁，女。主诉：柏油样便

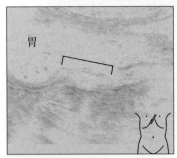

胃体部可见胃壁增厚，呈边缘隆起中心部分轻度凹陷的低回声，直径约40mm。与肌层相连的黏膜下层可见小结节状的低回声。诊断：浸润度为SM$_3$以上的胃癌。

胃镜所见：胃体下部后壁可见约30mm的不规则的隆起性病变（Ⅱa＋Ⅱc），中心部分伴有不规则的溃疡。并且周围可见范围较大的颜色较浅的凹陷区域，以及皱襞集中形成的蚕食样图像。病理诊断为por2，Ⅱc类进展型，mp，INF γ，ly3，v1。

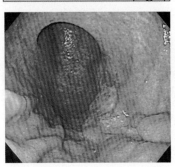

8. Ⅱc+Ⅲ型早期胃癌

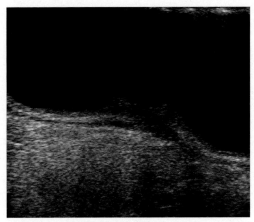

54 岁，女。主诉：柏油样便

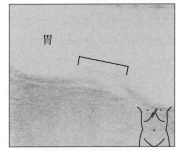

　　采用胃脱气水充盈法，胃体部后壁可见胃壁增厚，呈边缘隆起中心部分轻度凹陷的不规则低回声，直径约40mm。与肌层相连的黏膜下层深部可见低回声。黏膜下层的低回声为溃疡回声发生变化，肿瘤具体的浸润深度显示不清。

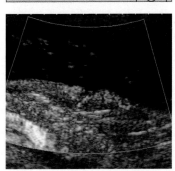

　　超声造影图像：灌注像黏膜层至黏膜下层表面大体上均匀显影，但是，黏膜下层深部的低回声区未显示造影效果。颜色重的部位，相当于黏膜层至黏膜下层表面的癌细胞浸润，黏膜下层深层的低回声区为溃疡伴纤维化。病理诊断为tub2，Ⅱc+Ⅲs，m，INFα，ly0，v0。

六、胃淋巴瘤

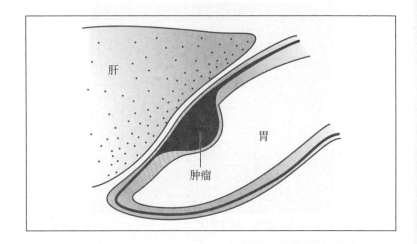

　　由于超声对于浸润黏膜层及黏膜下层表面的胃黏膜相关淋巴组织(MALT) 淋巴瘤显示困难，胃 MALT 淋巴瘤的浸润深度的诊断以 EUS 为主要手段。另外，滤泡型淋巴瘤比较少见，在日常工作中以溃疡及肿瘤形成的弥漫型淋巴瘤的诊断机会较多，因此，这里以弥漫型淋巴瘤的超声图像为主进行讲述。

　　弥漫型淋巴瘤，多显示为低回声肿瘤图像。并且有内部回声均匀，回声水平极低的特征。这一特征是诊断最重要的依据。由于肿瘤的肉眼表现的多样性，可见白苔、溃疡回声及肿大皱襞显示的低回声。与弥漫型淋巴瘤不显示滤泡结构，为均匀的胃壁肥厚表现相对应，滤泡型可显示低回声的滤泡结构。为了分级评价，必须观察有无周围淋巴结肿大，有无其他脏器浸润。

> 要点
>
> · 低回声肿瘤的显示
>   · 回声水平极低为特征
>   · 有溃疡形成的病例可见白苔、溃疡回声，黏膜下隆起的病例可见低回声的皱襞图像
>   · 弥漫型淋巴瘤表现为均匀的胃壁肥厚，呈低回声，滤泡型可见滤泡结构呈低回声
> · 分级评价
> · 腹腔内淋巴结、颈部淋巴结肿大，肝、脾浸润

1. 胃淋巴瘤

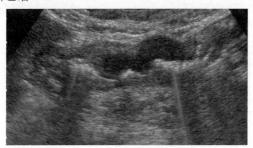

82 岁，男。主诉：胃病变

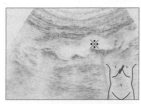

采用胃脱气水充盈法，胃前庭部前壁可见大小约 40mm × 18mm 的均匀低回声的隆起样病变（※），顶部有凹陷，浆膜侧有结节样突出。高度怀疑隆起型胃淋巴瘤。未发现滤泡结构考虑为弥漫型淋巴瘤。

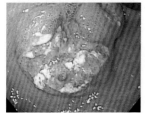

胃镜所见：胃前庭部前壁可见约 40mm × 20mm 耳垂样隆起性病变。表面形成不规则的溃疡。病理诊断弥漫型大 B 细胞淋巴瘤。

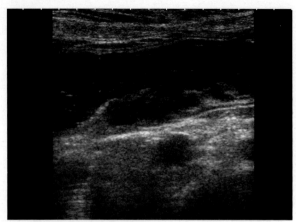

68岁，女。主诉：体重减轻

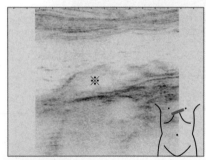

采用胃脱气水充盈法，在胃角后壁，见有51mm×12mm的均匀低回声，胃壁肥厚（※），表面凹凸不平，可见低回声达到黏膜下层深部。黏膜下层的一部分可见高回声，疑为溃疡瘢痕回声，低回声被分离。高度怀疑溃疡型胃淋巴瘤。未发现滤泡结构，考虑为弥漫型淋巴瘤。

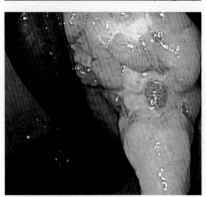

胃镜所见：胃角部后壁可见直径约40mm不规则的溃疡性病变。内镜下活检显示，间质内形状异常的巨大淋巴球增生，糜烂形成。诊断为弥漫型大B细胞淋巴瘤。

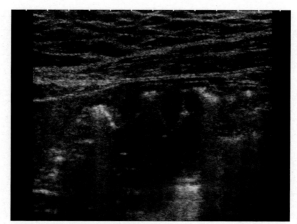

64 岁，男。主诉：胃病变

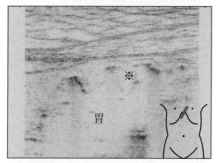

采用胃脱气水充盈法，胃体上部前侧壁可见高度约10.5mm的肿大的皱襞图像，呈低回声（※）。皱襞部的黏膜层至黏膜下层的中层缺损，皱襞间的黏膜层至黏膜下层的浅层为均匀的低回声。怀疑为巨大皱襞胃淋巴瘤。

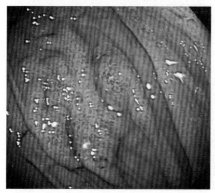

胃镜所见：胃体上部前壁表面呈红色，可见黏膜下皱襞肥厚，呈肿瘤样生长。病理诊断为MALT淋巴瘤。

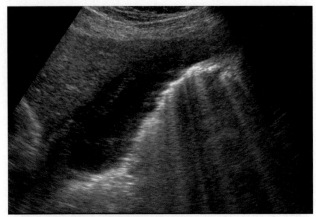

77 岁，男。主诉：胃癌检查

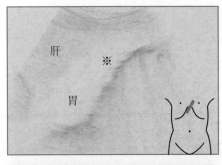

胃体上部至胃角部，胃壁高度增厚（※），胃壁为均匀的极低回声，不能分辨胃壁的结构。此为胃淋巴瘤的超声图像。

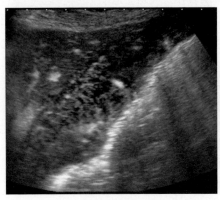

超声造影：肿瘤内血管分布的密度较低，末梢侧小血管形成较密的血管网，全为直线的血管构建。病理诊断为弥漫型大B细胞淋巴瘤。

2.十二指肠淋巴瘤

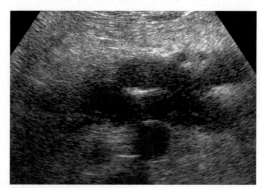

58 岁，男。主诉：腹胀感

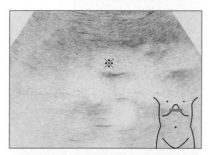

十二指肠水平部可见厚约 18mm 的全周性管壁肥厚图像（※），内腔狭窄，胃上端内腔扩张。管壁为均匀的极低回声，不能分辨胃壁的结构。考虑为十二指肠淋巴瘤。

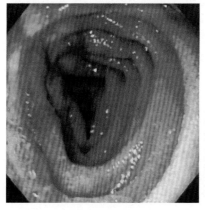

十二指肠内镜所见：降部至水平部呈红色，可见明显水肿的黏膜肥厚图像，为十二指肠淋巴瘤。病理诊断为弥漫型大 B 细胞淋巴瘤。

七、胃黏膜下肿瘤

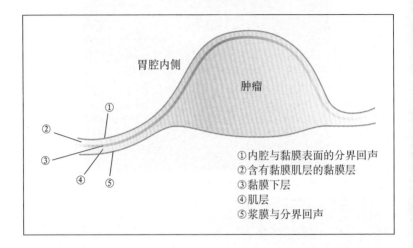

胃腔内侧

肿瘤

①内腔与黏膜表面的分界回声
②含有黏膜肌层的黏膜层
③黏膜下层
④肌层
⑤浆膜与分界回声

　　胃黏膜下肿瘤的代表性疾病为非上皮性肿瘤的胃间质瘤[gastrointestinal mesenchymal tumor（GIMT），广义的胃肠间质瘤（gastrointestinal stromal tumor，GIST）]、脂肪瘤、血管瘤、淋巴管瘤等。另外上皮性肿瘤，如类癌瘤、迷走胰腺、囊肿等（表3-2）。

　　超声检查采用胃脱气水充盈法，首先显示5层结构主要肿瘤的位置、肿瘤的形状，观察内部回声。例如胃间质瘤主要发生在肌层，向壁内外生长的低回声肿瘤图像，较容易诊断（图3-3）。

　　脂肪瘤表现为胃黏膜下边界清晰的均匀高回声肿瘤。囊肿表现为黏膜下层边界清晰的无回声。多普勒图像GIMT内有较丰富的血流信号，脂肪瘤及迷走胰腺内很难显示血流信号。

　　根据一般的超声表现，难以鉴别胃黏膜下肿瘤的恶性度，观察肿瘤大小与肿瘤生长速度非常重要。最近，有超声造影鉴别间质瘤良、恶性的报道。工藤等报道了良性间质瘤的血流信号仅分布在肿瘤的边缘部分，而恶性间质瘤在肿瘤内部可见丰富的血流信号，这点非常重要。表2记录了简单的鉴别项目。

表3-2　胃黏膜下肿瘤的类型

	肿瘤
非上皮性	GIMT（广义间质瘤）
	·狭义间质瘤
	·平滑肌型间质瘤
	·神经型间质瘤
	·混合型间质瘤
	脂肪瘤
	血管瘤
	淋巴管瘤
	颗粒细胞瘤
上皮性	类癌瘤
	迷走胰腺
	囊肿
炎性	嗜酸性肉芽肿

杉本恒明他编，内科学（第8版），朝倉書店. 2003より改变

要点

· 确定肿瘤占据的位置（肌层、黏膜下层）
· 形状（大小、表面特点）
· 内部回声特点［均匀性、无回声（囊肿）、钙化］
· 血流信号有无
· 声学造影类型分析

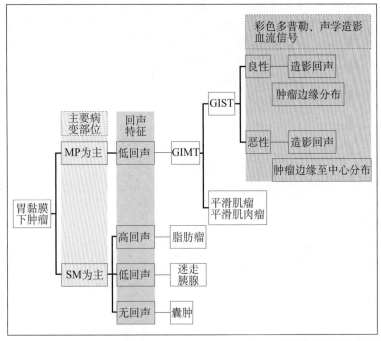

图 3-3 胃黏膜下肿瘤的超声诊断

表 3-3 胃黏膜下肿瘤的超声表现及鉴别诊断

肿瘤	发生部位		内部回声	超声多普勒、造影图像
良性间质瘤	肌层、黏膜层	清晰	均匀、低回声	周边分布
恶性间质瘤	肌层、黏膜层	清晰	不均匀、低回声	周边至中心分布
脂肪瘤	黏膜下层	不清晰	均匀、高回声	难检出
迷走胰腺	黏膜下层至肌层	清晰	不均匀、稍高回声	难检出
囊肿	黏膜下层，少见肌层、浆膜下层	清晰	均匀、无回声	无

1. 胃间质瘤（GIST）

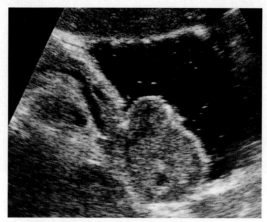

47 岁，女。主诉：检查胃突起性病变

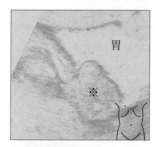

采用胃脱气水充盈法，胃体部后壁可见大小约50mm×39mm的实性瓢样肿瘤（※）。内部为回声高低不均匀，可见散在分布的直径8～10mm不规则的无回声区，未见钙化灶。胃壁结构显示不清。

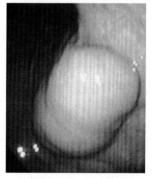

胃镜所见：胃体上部后壁可见葫芦样表面光滑的黏膜下肿瘤。病理诊断为低度恶性GIST。

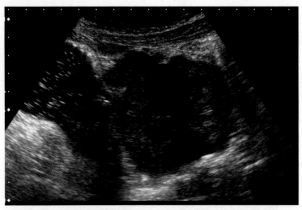

71 岁，男。主诉：贫血

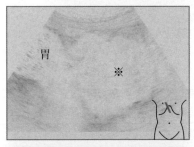

胃

※

采用胃脱气水充盈法，接近胃体大弯侧壁可见一直径约75mm的类圆形肿瘤（※）。为内部回声高低不均匀的实性肿瘤。大致中央部位可见不清晰的低回声区。未见钙化征象。黏膜下层保持完整，诊断为肌层发育、向胃内外突出的混合发育型黏膜下肿瘤。

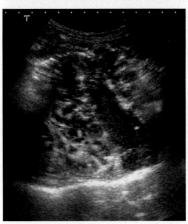

声学造影图像：肿瘤内血管分布密度高，可见小结节样网状血管结构。另外，不清晰的低回声区胃角明显显影效果不良，为囊性改变的部位，与坏死部分相同。病理诊断为高度恶性间质瘤。

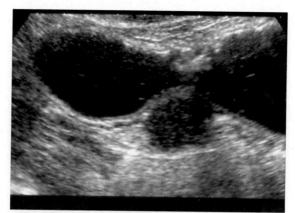

78 岁，男。主诉：检查胃突起性病变

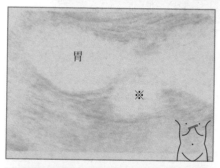

　　采用胃脱气水充盈法，胃角小弯侧可见25mm×22mm的类圆形肿瘤（※）。肿瘤位于肌层发育，向胃内外突出。内部为较均匀的低回声，边缘平滑。诊断为肌层混合发育型黏膜下肿瘤。

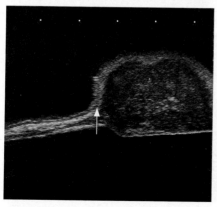

　　超声图像（水浸法观察）：确定为由肌层发生的黏膜下肿瘤。病理诊断为低度恶性间质瘤。

2. 胃脂肪瘤

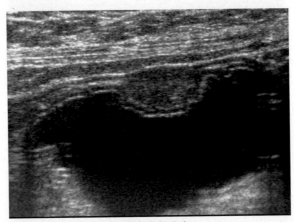

36 岁，女。主诉：检查胃内突起病变

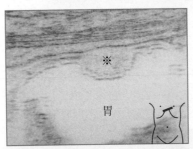

采用胃脱气水充盈法观察，胃体下部大弯侧可见13mm×9mm的半圆形实性肿瘤（※）。肿瘤局限在黏膜下层，内部回声高低不等，未见钙化及囊性变的征象。考虑为胃脂肪瘤。

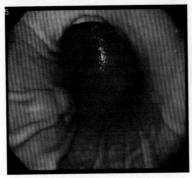

胃镜所见：胃体下部大弯处表面光滑，可见半圆形黏膜下肿瘤。用钳子压迫可见凹陷（cushion sign）。超声内镜（endoscopic ultrasonography，EUS）检查可见局限在黏膜下层的高回声肿瘤，诊断为脂肪瘤。

3.胃囊肿

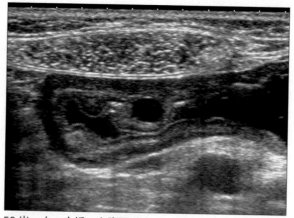

59岁，女。主诉：上腹不适感

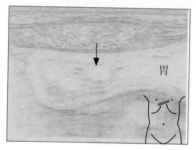

胃囊肿的超声图像：胃前庭部后侧壁可见7mm×8mm的类圆形肿瘤（→）。肿瘤局限在黏膜下层，内部为均匀的无回声，可见后方回声增强。

八、胃部其他疾病

·胃异尖线虫症

胃异尖线虫症为经口摄取的异尖线虫的虫体进入消化道，在黏膜处刺入并引起急性水肿的消化道病变。可以发生在消化道的各个部位，病变的主要部位位于黏膜下层，病理组织学为虫体刺入部的中心为伴有嗜酸性细胞高度浸润的炎症表现，可见水肿、毛细血管扩张。

超声特征为刺入部位胃壁局限性明显增厚呈低回声及腹水。由于寄生虫的病因诊断要在初次诊断时确定寄生虫，本院积极使用胃脱气水充盈法，只要显示虫体就可以诊断胃异尖线虫症。扫查要点：变换体位使水集中在病变部位，寻找附壁的可蠕动的两条线状高回声（虫体）。

·腐蚀性胃炎

急性胃炎中包括急性外因性胃炎，主要原因是误饮及自杀性饮入腐蚀性液体。酸性液体在组织表面早期发生凝固坏死，伤害向深部渗透被阻止，病变多局限在表面。碱性液体可引起组织蛋白溶解坏死，病变部位范围广，可达深层。

·胃蜂窝织炎

胃的化脓性炎症是罕见的疾病。分为与胃黏膜损伤有关联的原发性病变；来源于血行及淋巴系统的炎症波及胃的继发性病变；没有其他病变作为诱因的酒精肝引起的特发性病变3个类型。据报道致病菌约70%为A族链球菌。

·鸡皮样胃炎

内镜下，在幽门前庭部至胃角部可见多发的直径为数毫米的小隆起呈鸡皮样，组织学上为淋巴滤泡显著增生，可能与幽门螺杆菌有关。

·胃息肉

由于胃黏膜上皮异常增生引起的凸向胃腔内的病变。病理组织学检查，有癌、腺瘤以及过度增殖形成息肉等诊断。癌为早期胃癌的Ⅰ型及Ⅱa型，相当于进展型的1型。

1. 胃异尖线虫症

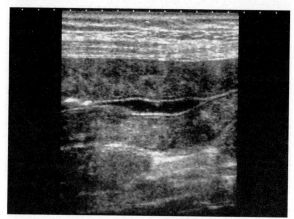

36 岁，女。主诉：上腹痛，有食生鱼片的既往史

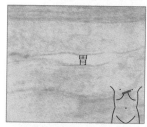

胃角部胃壁见有长约 60mm 的显著增厚的图像。高频线阵探头扫查，黏膜下层长约 120mm 的胃壁增厚呈低回声，黏膜层、肌层未见增厚，结构保持正常。

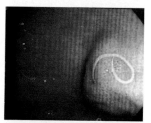

胃镜所见：胃角部至胃体下部前壁黏膜下肿瘤样隆起性病变，其下方的顶部可见刺入黏膜的异尖线虫体。

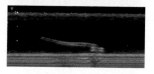

超声图像（水浸法观察）：摘出的虫体浸入水中的超声图像。高频线阵探头扫查异尖线虫虫体为两条平行的细的高回声。

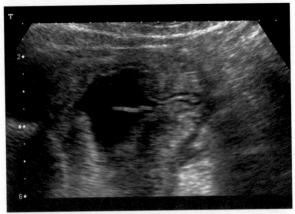

34岁，男。主诉：上腹痛，有食生秋刀鱼史

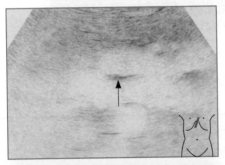

胃角部胃壁肥厚约11mm。黏膜下层为显著的低回声。由于两天前进食过生秋刀鱼，怀疑为胃异尖线虫症，采用胃脱气水充盈法进行观察。黏膜下层的低回声区域的内腔侧显示两条长约2.0cm的线状高回声结构，可见其频繁蠕动。考虑为异尖线虫虫体回声，诊断为胃异尖线虫症。

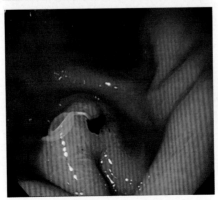

胃镜所见：胃角部大弯处胃壁水肿性肥厚，可见异尖线虫虫体，刺入部位形成出血糜烂性病变。

2. 腐蚀性胃炎

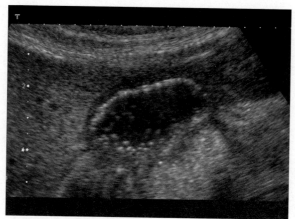

51 岁，女。主诉：服用酸性洗涤剂（企图自杀）

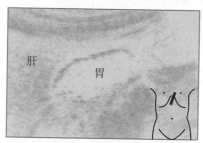

肝

胃

胃体部前壁与肝左叶的边界处可见长约40mm的2层弧状高、低回声，胃壁的各层构造消失。弧状回声提示肝实质表面的坏死与水肿，考虑为腐蚀性胃炎伴巨大贯通性溃疡。

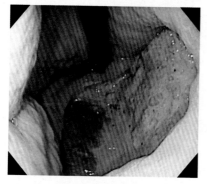

胃镜所见：胃体前壁巨大的溃疡以及裸露的肝实质。

3.胃蜂窝织炎

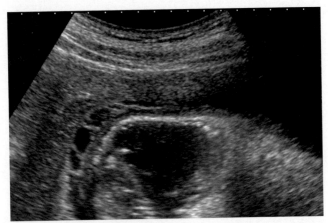

56岁，男。主诉：发热、贫血

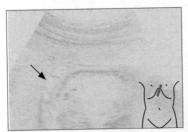

胃体下部中心处可见直径约15mm的胃壁高度水肿性肥厚。内回声极为不均匀，黏膜下层可见多发结节状囊肿样低回声区（→）。考虑为胃壁内的化脓性改变，提示为胃蜂窝织炎。

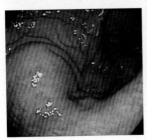
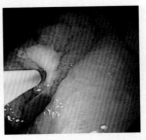

胃镜所见：胃体部后壁发红，周围黏膜下肿瘤样隆起。钳子压迫后有脓液流出，诊断为胃蜂窝织炎。

4. 鸡皮样胃炎

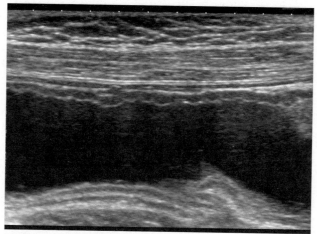

58 岁，女。主诉：嗳气

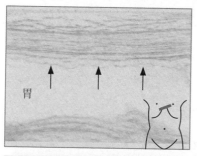

胃角部至前庭部可见黏膜层细小的凹凸样图像（→），内回声均匀，较肌层回声水平低，为鸡皮样胃炎。

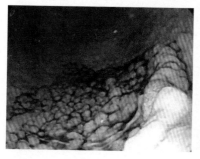

胃镜所见：胃体下部大弯的中心部位，可见黏膜呈均匀的颗粒状。黏膜的中心颜色较浅，轻度凹陷。典型的鸡皮样胃炎图像。幽门螺杆菌感染阳性。

5.胃息肉

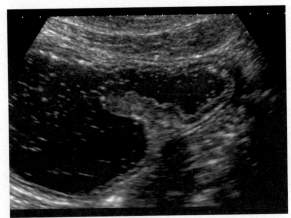

73岁，女。主诉：贫血检查

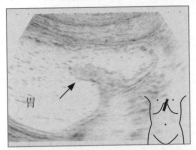

胃角部可见25mm×10mm隆起性病变（→）。胃壁结构保持清晰。诊断为上皮性肿瘤。此为有蒂的息肉超声图像。

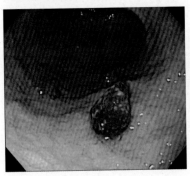

胃镜所见：胃角部大弯可见易出血性直径约20mm的有蒂的息肉。

第4章　病例篇：下消化道

一、肠梗阻

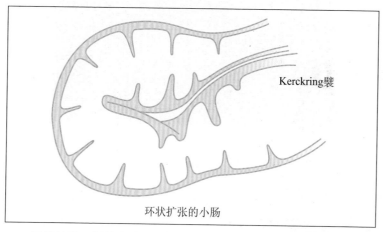

Kerckring襞

环状扩张的小肠

　　肠管扩张、肠管内充满肠内容物是机械性、麻痹性肠梗阻共同的超声表现。肠管壁水肿性肥厚的程度、皱襞（Kerckring襞，半月襞）的形状是否正常，肠内容物有无漂动（to and fro）对肠梗阻的诊断是非常重要的。

　　单纯的肠梗阻是肿瘤、炎症等主要疾病的并发症，主要疾病的超声表现参照各个疾病的叙述部分。狭窄部位近端的肠管扩张，虽有蠕动，但肠管壁并不增厚。绞窄性肠梗阻多表现为环状的局限性的肠管扩张，蠕动减弱。同时，又可见绞窄部位的肠管及肠系膜水肿增厚。肠管坏死时，蠕动及皱襞消失，在出血性坏死时内容物表现为高回声。

　　对于绞窄性肠梗阻，彩色多普勒在评价肠管生理作用方面是有价值的。如果进行性缺血，肠壁内的血流显示减弱甚至消失，借助超声学造影即可确定诊断。

1. 绞窄性肠梗阻

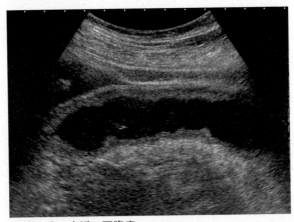

54岁，女。主诉：下腹痛

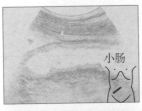

小肠

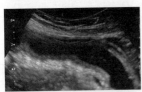

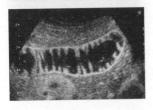

右下腹中央部分可见环状扩张的小肠。周围显示中等量的腹水，环状的顶部肠壁结构消失，肠壁增厚。没有条索状结构，考虑为闭环形成的绞窄性肠梗阻。

实施紧急手术，大网膜孔疝形成。被绞窄坏死的肠管长度约160cm。手术切除部分回肠。

声学造影：肥厚、扩张的肠管壁内未见血流灌注，考虑为肠管坏死。

声学造影：仅有肠管扩张部分的超声图像。扩张的肠管壁内可见丰富的血流灌注，否定了这部分的肠管坏死。

2.胆结石性肠梗阻

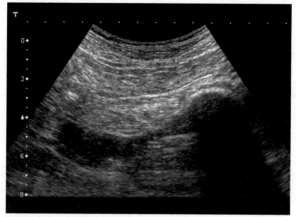

80岁，女。主诉：上腹痛

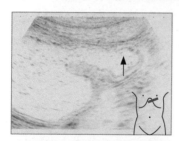

十二指肠水平部可见30mm大的伴有声影的半圆形强回声图像（→）。考虑存在巨大结石。此处可见十二指肠近端扩张、仅显示了消化道的气体图像未显示胆囊。诊断为十二指肠水平部结石嵌顿。

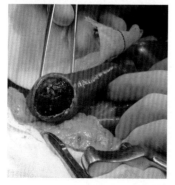

实施紧急手术，术中所见：自Treitz韧带远端7cm处小肠内可见结石，施行小肠切开、胆结石取出术。

二、小肠其他疾病

· 小肠炎性疾病（SLE肠炎，GVHD肠炎）

（1）SLE肠炎：有各种各样临床表现的自身免疫性疾病，发病过程中多伴有消化系统症状。病因是肠管壁的血管炎。

（2）GVHD肠炎：被移植供体来源的免疫细胞攻击患者各脏器引发的疾病。

※GVHD：graft versus host disease/ 移植物抗宿主病

· 小肠异尖线虫症→参照胃异尖线虫症

· 小肠癌

小肠癌是指十二指肠、空肠、回肠发生的病变。但是，多发生在 Treitz 韧带至 Bauhin 瓣之间的空、回肠，发病率明显低于大肠癌。

· 小肠 GIST→参照胃 GIST

· 小肠淋巴瘤→参照胃淋巴瘤

· Peutz-Jeghers 综合征（PJS）

也称为色素沉着-息肉综合征，以胃肠道息肉及口唇、口腔黏膜、指（趾）特有的多发色素斑为特征，是常染色体显性遗传性疾病。好发部位发生率以空肠最高，回肠次之，再次之为十二指肠。

· 小肠 Meckel 憩室

Meckel 憩室有 50% 仅由小肠黏膜构成，另 50% 黏膜中含有其他各种异位组织，大多数为胃黏膜组织。小肠憩室多数无症状，有时引起出血、肠套叠、狭窄、扭转等并发症。

1.SLE肠炎

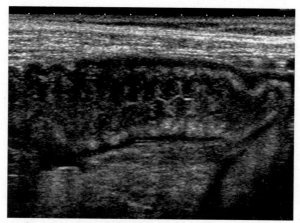

64 岁，女。主诉：腹泻、嗳气、腹痛（SLE 外院转来）

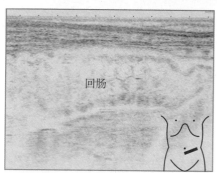

回肠

可见下段小肠广泛的肠壁水肿性肥厚。肠壁结构正常，可见明显的黏膜层、黏膜下层的局限性肥厚。黏膜下层水肿表现为低回声，可见腹水，结合临床表现、病史及其他检查结果，诊断为SLE肠炎。

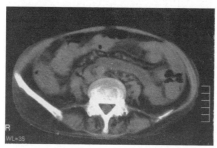

CT表现：下腹部中央部位，小肠大范围环状疊高度肿大伴有肠壁肥厚，可见腹水。提示SLE急性炎性小肠疾病。

2. GVHD肠炎

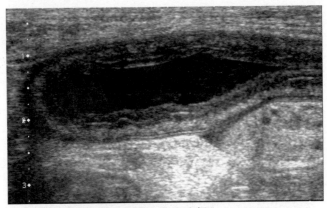

62岁，男。主诉：AML脐带血移植后腹泻

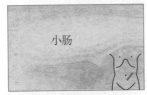

小肠

可见小肠中段黏膜层、黏膜下层广泛而明显的肠壁水肿性肥厚，厚度约6mm。

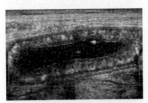

超声图像（ADF）：可见栅栏状、树枝状丰富的血流信号。血流速度约13cm/s。提示为炎性反应的血流改变。结合临床表现、病史及其他检查结果，诊断为GVHD肠炎。

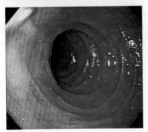

十二指肠镜：可见多发的红肿、糜烂。

3. 小肠异尖线虫症

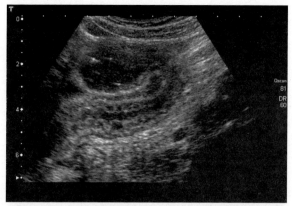

35 岁，女。主诉：脐周剧痛、上腹痛，有食生鲭鱼史

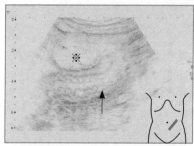

可见小肠中段扩张（※），其远端肠管壁明显水肿肥厚（→）。仔细观察，肠壁结构保持良好，可见黏膜层、黏膜下层的局限性肥厚，肠蠕动减弱，可见腹水。

诊断为小肠的急性炎性疾病，结合病史、饮食情况考虑为小肠异尖线虫症，异尖线虫抗体阳性IgG/A为1.81。

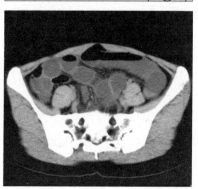

CT图像：小肠的中-下段广泛扩张，可见轻度的环状襞肥厚的征象，可见腹水。提示小肠急性炎症。

4. 小肠癌

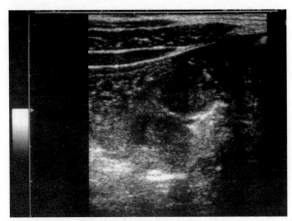

51岁，男。主诉：剑突痛，呕吐

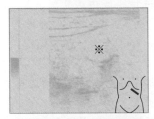

　　上段小肠可见直径约22mm的局限性肿瘤样肠壁增厚（※），内腔狭窄，伴有近端肠管扩张。患部肠壁结构消失呈不规则的低回声肿瘤征象。怀疑为空肠癌。

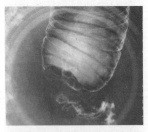

　　小肠X线造影所见：距Treitz韧带约150mm的远处可见苹果核征象的全周性狭窄。

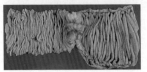

　　术后标本：上部小肠可见大小约20mm×25mm的全周性2型进展期癌。病理诊断wel，se，2，ly1，v0。

5. 小肠间质瘤（GIST）

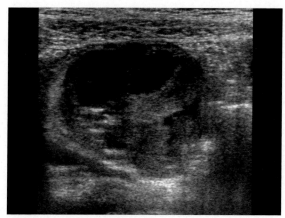

62 岁，女。主诉：贫血

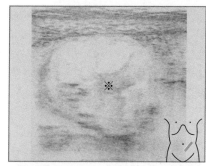

下段小肠可见约43mm × 34mm的类圆形肿瘤（※），肿瘤内部为高低混合回声，实性部分可见囊性变。提示为小肠GIST。

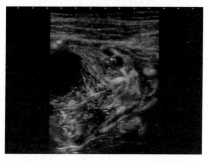

声学造影图像：肿瘤内血管呈高密度分布，血管构筑成小结节的块状。另外，边界模糊的片状低回声区域未见造影剂显像，为发生囊性变的部位，与坏死的部分一致。提示为高度恶性的GIST。

6. 小肠淋巴瘤

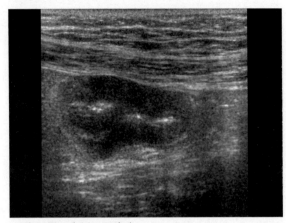

60岁，男。主诉：下腹痛

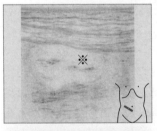

　　下段小肠可见约40mm×20mm的局限性肿瘤样肠壁增厚（※），腔内重度狭窄。肿瘤部位的肠壁结构消失，表现为均匀的低回声图像。肿瘤内未见滤泡结构。怀疑为弥漫型小肠淋巴瘤。

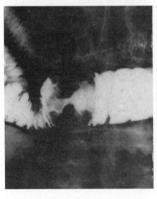

　　小肠X线造影：可见小肠中、下段长约50mm较长的狭窄。病理诊断为弥漫型大B细胞淋巴瘤。

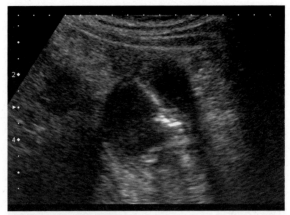

69 岁，男。主诉：腹痛

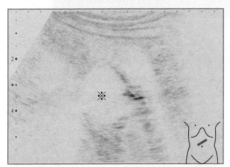

上段小肠可见35mm×20mm的局限性肿瘤样肠壁增厚（※）。中心部分可见线状强回声，提示管腔光滑但高度狭窄。肿瘤部位肠壁结构消失，呈均匀的低回声。肿瘤内未见滤泡结构。怀疑为弥漫型小肠淋巴瘤。

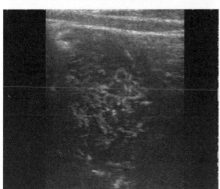

声学造影图像：肿瘤内血管低密度分布，形成直线型较细的血管网，考虑为恶性淋巴瘤的微血管图像。病理诊断为弥漫型大 B 细胞淋巴瘤。

7. Peutz-Jeghers综合征

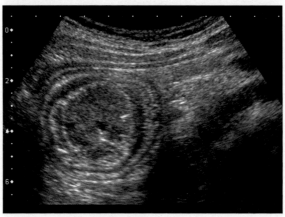

12岁，女。主诉：腹痛、呕吐

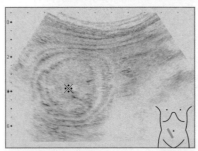

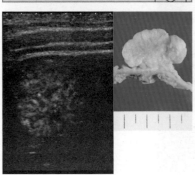

中段小肠可见约80mm×63mm的多个同心环征，呈套叠样图像（※）。中心部分可见一40mm×30mm边缘凹凸不平的实性肿瘤。外周可见2层小肠结构。近端肠管扩张。诊断为小肠肿瘤前部肠套叠。

声学造影图像（左图）：肿瘤内血管分布呈树枝状及扇形的血管构筑，表现为息肉的形态。

手术：因小肠套叠、肠梗阻实施紧急手术。Treitz韧带起1m处实施解除肠套叠及空肠部分切除术。病理（右图）诊断为Peutz-Jeghers型息肉合并肠套叠。

8. 小肠Meckel憩室

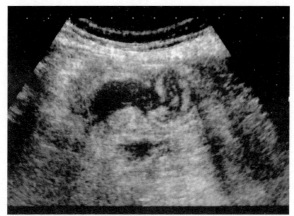

65岁，男。主诉：右下腹痛

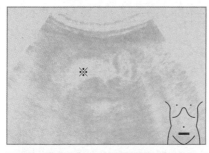

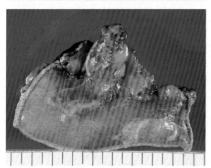

盆腔内可见小肠向壁外膨出，盲端为大小约35mm×15mm的有管壁特征的管状结构（※）。管状结构回声周围的脂肪组织回声轻度减低，内腔为无回声，怀疑为脓液潴留。管状结构回声为小肠憩室，可见憩室周围小肠壁的黏膜下层增厚。下段小肠病变，考虑为Meckel憩室周围炎。

术后标本：肠系膜附着的对侧可见35mm×15mm的憩室，憩室的前端有脓液附着，可见纤维蛋白析出，诊断为小肠Meckel憩室炎。

三、感染性肠炎

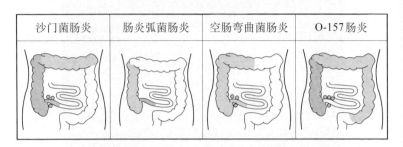

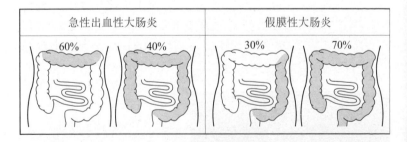

感染性肠炎共同的超声特征为肠管壁的水肿性肥厚及肠管扩张样图像。仅看超声图像决定感染性肠炎的致病菌是非常困难的，观察病变范围及炎症最重处的超声改变，详细询问饮食及服药情况、海外居住史，参考发病经过可以判断可能的致病菌。以下在感染性肠炎中以细菌性食物中毒为重点叙述超声特征。

·沙门菌肠炎

在日本为食物中毒原因的第一位，发病率有上升的趋势。沙门菌为组织浸润性高的细菌，重症病例及迁延性病例都可见到。超声图像特征：回肠末端至右侧大肠或全结肠，肠壁明显水肿肥厚，结肠半月襞肿大，多伴有回盲部淋巴结肿大。

·肠炎弧菌肠炎

肠炎弧菌与沙门菌一起为食物中毒发生率高、毒性强的细菌，多通过鱼贝类感染。超声图像特征：回肠水肿肥厚，盲肠及升结肠肠管明显扩张。

·空肠弯曲菌肠炎

空肠弯曲菌约占细菌性食物中毒的5%，为组织浸润性高的细菌，腹膜炎少见，有时可引起败血症。超声图像特征：回肠末端至右侧结肠，或者全结肠水肿性肠壁肥厚。不少病例回盲瓣上可见溃疡。与沙门菌肠炎的超声表现相似，多数情况下肠壁的水肿肥厚程度较沙门菌肠炎要弱。

·出血性大肠埃希菌肠炎（O157肠炎）

肠出血性大肠埃希菌（*Escherichia coli* O157：H7），Vero毒素引起出血性大肠炎、溶血性尿毒症综合征（HUS）及脑部症状。超声图像特征：以右侧结肠为中心，肠壁显著水肿肥厚，多伴有腹水及淋巴结肿大。

·耶尔森菌肠炎

为低温增殖细菌侵入回肠末端的Peyer斑（集合淋巴滤泡），增殖形成微小的溃疡。

超声图像特征：Peyer斑及回肠周围的淋巴结炎症为主要表现，另外可见回肠末端的黏膜及黏膜下层水肿肥厚。需要与肠结核、克罗恩病、淋巴瘤等疾病鉴别，追踪观察是非常必要的。

·肠伤寒

在日本，除了散发的从带菌者家族内感染外，几乎都是输入型感染病例。为组织浸润性高的细菌，超声图像特征：回肠末端黏膜层及黏膜下层局限性水肿增厚。Peyer斑呈炎性反应，与其他感染性肠炎相比，多数情况下回声水平更低。此外，肠管周围多发的淋巴结明显肿大为本病的最大特征。

· 痢疾

细菌性痢疾的主要症状为发热、腹泻、脓血便、腹痛等，尤其是婴幼儿及老年人可见极危重症的病例。在日本，每年输入性感染病例不超过1000例。此外，细菌有抗胃酸的能力，仅摄取含有10～100个细菌的食物即可发病。好发于直肠和乙状结肠，左侧结肠为主的肠壁肥厚性病变会向上累及大肠。

· 抗生素所致的肠炎

抗生素引起的肠炎，大致分为急性出血性大肠炎与假膜性大肠炎两类。无论哪种都是使用广谱抗生素后肠道内菌群失调而发生的疾病。也有将院内感染的耐甲氧西林金黄色葡萄球菌肠炎归类为广义的抗生素引起的肠炎。

· 急性出血性大肠炎（AHC）

抗生素药物使用后数日内发病，人工合成青霉素类约占80%。发病部位以横结肠最多，约占60%。全结肠约占30%。超声图像特征为肠管壁明显水肿增厚。病变主要位于黏膜及黏膜下层，尤其是黏膜下层显著增厚。

· 假膜性大肠炎（PMC）

艰难梭状芽胞杆菌毒素所致的肠炎，多在抗生素使用后2～20d发病。病变部位在全结肠的占70%，左侧结肠的约占30%。超声图像以肠管壁明显的水肿性增厚为特征。黏膜层表面呈凹凸不规则的结节状回声，回声由低到高相当于假膜形成。由于本病有治疗终止后再复发的可能，可用超声来判断治疗效果。

· 耐甲氧西林金黄色葡萄球菌（MRSA）肠炎

MRSA肠炎的发病机制，可能是鼻腔内的MRSA由食管反流侵入，胃液的pH上升（胃切除、抗溃疡药物使用）的情况下MRSA侵入肠内，如伴有使用抗生素引起肠道菌群失调MRSA选择性增殖等。

超声图像特征为回肠壁水肿肥厚，升结肠及右侧横结肠或全结肠肠管显著扩张，腔内可见黏液状便。

· 轮状病毒肠炎

婴幼儿腹泻约40%由轮状病毒引起，好发于冬季。轮状病毒肠炎发病时频繁呕吐，伴有水样便与发热。诊断方面，在粪便中检出轮状病毒抗原即可确诊。超声图像特征一般没有肠壁增厚，多数表现为肠管扩张。

· 巨细胞病毒肠炎

见于艾滋病及使用免疫抑制药的患者等常见的感染，骨髓移植患者及顽固性溃疡性结肠炎的患者，引起慢性腹泻症状。内镜所见，有大肠可见孔样溃疡的报告。超声图像特征为黏膜下层显著增厚，溃疡表现为深达肌层的黏膜层、黏膜下层损伤。

· 阿米巴大肠炎

由病原体溶组织的阿米巴引起。在日本，由于卫生环境的改善，发病逐渐减少，近年来，没有海外经历的艾滋病等的感染者及同性恋的感染者有所增加。超声图像特征以升结肠的黏膜层至黏膜下层为主，肠壁局限性重度水肿肥厚。另外原虫感染的情况下，病变也可发生在全结肠的各个部位。由于感染还可由结肠部位经血行至肝形成肝脓肿，进行肝的超声检查是必要的。

1.沙门菌肠炎

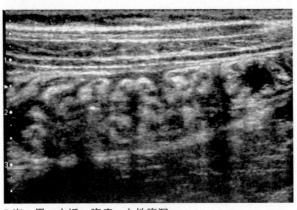

5岁，男。主诉：腹痛，血性腹泻

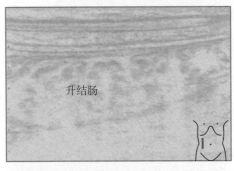

升结肠

可见升结肠黏膜下层为主的肠壁增厚。另外降结肠除黏膜下层增厚外，还可见部分伴有黏膜层增厚。降结肠的周围组织由于炎症影响回声增高。粪便培养检出沙门菌O9群。

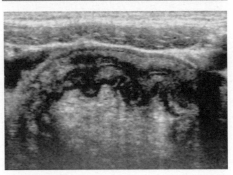

降结肠的超声图像。

2. 肠炎弧菌肠炎

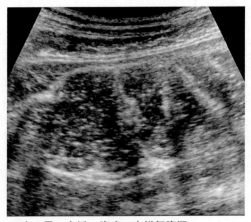

46 岁，男。主诉：腹痛，水样便腹泻

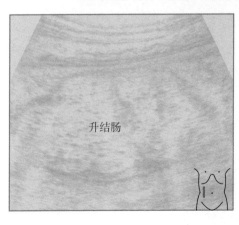

升结肠

可见升结肠显著扩张、水样内容物潴留。未见肠壁肥厚。粪便培养检出副溶血弧菌。

3.空肠弯曲菌肠炎

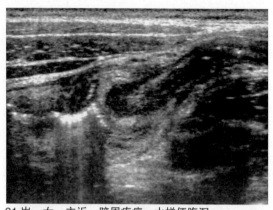

21 岁，女。主诉：脐周疼痛，水样便腹泻

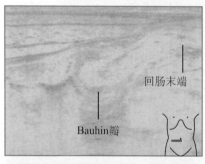

回肠末端

Bauhin瓣

回盲部直到升结肠，可见以黏膜下层为主的肠壁增厚。回盲瓣上可见强回声。检查出空肠弯曲菌。

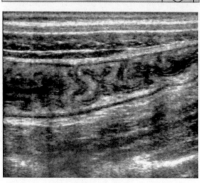

升结肠的超声图像。

4.肠管出血性大肠埃希菌感染（O157肠炎）

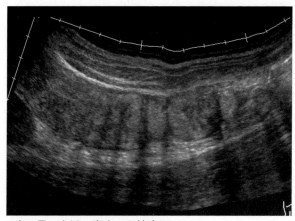

6岁，男。主诉：腹痛、血性腹泻

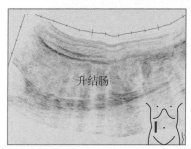

升结肠肠壁肥厚约12mm，尤其是黏膜下层显著增厚，伴有斑状低回声。肠管周围可见淋巴结肿大及中等量的腹水。粪便培养检出出血性大肠埃希菌O157。

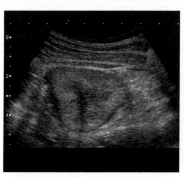

超声图像：同一部位的短轴像。

5. 耶尔森菌肠炎

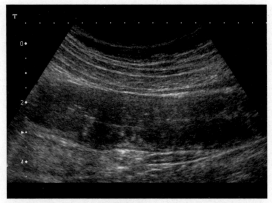

12岁，男。主诉：右下腹痛

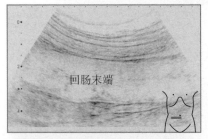

回肠末端

回肠末端可见肠壁全层高度增厚，呈低回声。周围肠系膜淋巴结肿大。粪便培养检出小肠结肠耶尔森菌。

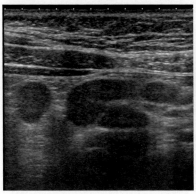

超声图像：回盲部可见多发性淋巴结肿大，最大径为18mm。

6.肠伤寒

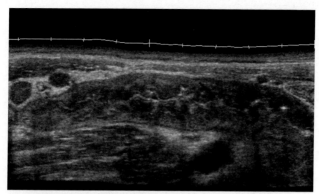

23岁，男。主诉：发热、腹泻

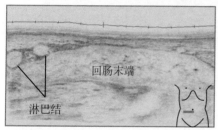

回肠末端可见局限性水肿性肠壁肥厚，黏膜层可见串珠样增厚呈低回声。肠管周围见多发明显肿大的淋巴结，最大径20mm。在海外旅行过程中发病，动脉血培养检出伤寒杆菌，诊断为肠伤寒。

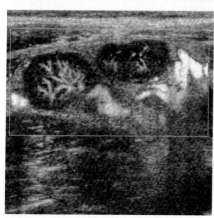

声学造影：回盲部可见多发性淋巴结肿大，最大径为20mm。淋巴结门可见丰富的流入性血流呈树枝状，急性炎症的淋巴结超声图像。

7. 痢疾

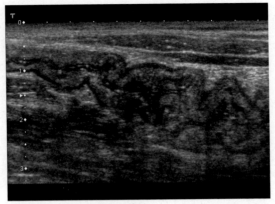

7 岁，女。主诉：痢疾、腹痛

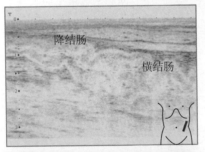

可见全结肠肠壁黏膜、黏膜下层增厚，以横结肠至降结肠最明显。

粪便培养检出宋氏志贺菌。

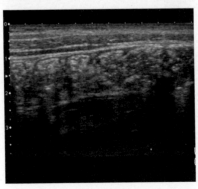

升结肠的超声图像。

8.急性出血性大肠炎

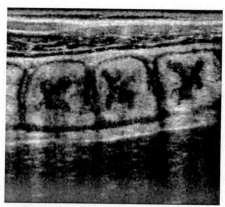

41 岁，男。主诉：腹痛、血性腹泻

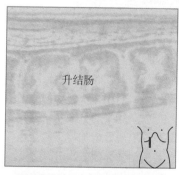

升结肠

发病当日的超声图像可见升结肠至横结肠黏膜下层水肿增厚，约 7mm。增厚的程度以升结肠为强。由于皮肤疾病曾用青霉素类抗生素，诊断为出血性大肠炎。

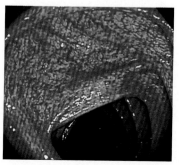

结肠镜所见：发病 7d 后的内镜图像，升结肠至横结肠细微血管增生，轻度水肿。

9. 假膜性肠炎

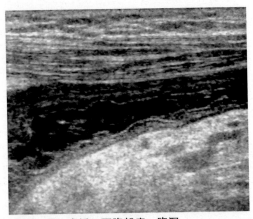

84岁，男。主诉：下腹部痛、腹泻

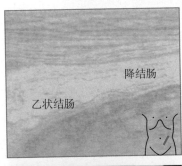

降结肠

乙状结肠

可见降结肠至乙状结肠水肿性肠壁肥厚。以黏膜下层为主的肠壁肥厚。假膜处的黏膜面呈凹凸不平的结节状回声由低到高。肠管壁的伸展性及肠蠕动良好，肠管腔保持不变。粪便检出难辨梭状芽胞杆菌。此为假膜性肠炎的超声图像。

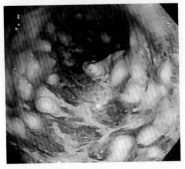

结肠镜所见：在直肠到乙状结肠可见多发黄白色较低的半球状小隆起（3～5mm），可见假膜相互融合呈岛状、地图样的膜状物。其间的黏膜红肿。此假膜性大肠炎的结肠镜下图像。

10. MRSA肠炎

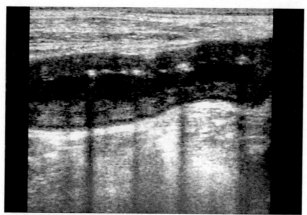

84岁，男。主诉：腹泻

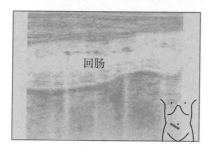

回肠

　　回肠回声减低伴有黏膜下层肥厚。蠕动减弱，肠腔扩张，呈麻痹性肠梗阻的表现。粪便培养检出耐甲氧西林金黄色葡萄球菌。

11. 轮状病毒肠炎

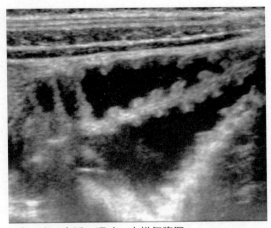

5 岁，女。主诉：呕吐、水样便腹泻

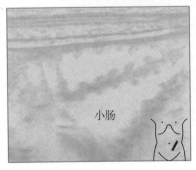

小肠

可见小肠高度的肠管扩张，呈麻痹性肠梗阻的表现。粪便检查显示轮状病毒抗原阳性，诊断为轮状病毒肠炎。

12. 阿米巴肠炎

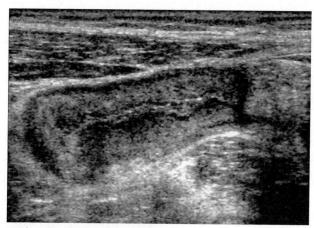

67 岁，男。主诉：腹泻、腹痛

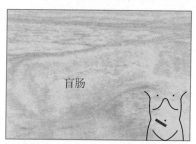

盲肠

　　可见盲肠肠壁水肿性肥厚。以黏膜下层为主的肠壁增厚，部分黏膜层到黏膜下层表面明显回声减低。在肝 S_4 区可见实性的脓肿图像。患者为 HIV 感染，阿米巴痢疾抗体阳性，诊断为阿米巴肠炎、阿米巴肝脓肿。

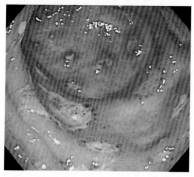

　　肠镜所见：盲肠肠壁易出血，黏膜水肿，并伴有大小不等的溃疡，可见粪便附着的污秽的白苔。

四、炎性肠病

炎性肠病（inflammatory bowel disease，IBD）是指溃疡性结肠炎（ulcerative colitis，UC），克罗恩病（Crohn's disease，CD）等原因不明的慢性炎性疾病，要与其他的肠道炎症性疾病（肠型白塞症、缺血性肠炎、肠结核、感染性肠炎、放射性肠炎、药物性肠炎、非特异性多发性小肠溃疡）相区别。

·溃疡性结肠炎（UC）

溃疡性结肠炎是病变主要累及结肠黏膜，形成糜烂及溃疡原因不明的慢性炎性肠道疾病。病变主要局限在黏膜层，随着炎症程度的加重可侵及黏膜下层，很少达肌层。从直肠连续向近端肠道扩展，形成糜烂、溃疡、红肿、出血及炎性息肉等。通常，病变累及直肠，但是有直肠黏膜正常的病例，也有与克罗恩病一样表现为非连续性病变的病例。日本厚生劳动省特种疾病难治性炎性肠道障碍调查研究班根据病变范围将本病分为全结肠炎型、左侧结肠炎型、直肠炎型、右侧-区域性结肠炎型；根据临床表现分为轻症、中等及重症（剧症）；根据临床经过分为初次发作型、慢性持续型、复发缓解型及急性剧烈型。

活动期的溃疡性结肠炎，炎症仅局限在黏膜、黏膜下层的表面，肠壁结构保持良好，可见黏膜层轻度肥厚。另外，肠腔内黏性强的高回声图像提示黏液附着，形成较深的溃疡时，黏膜下层明显增厚、回声减低，可见溃疡、白苔回声。追踪血管走行可明确病变范围（左侧结肠炎型、全结肠炎型）。典型病例为均匀的连续性病变。

在治愈期，肠壁肥厚改善，伴有炎性息肉时可见肠腔内凹凸不平。如果肠管的显著扩张及蠕动减弱，则怀疑中毒性巨结肠症，应尽早手术。在活动期彩色多普勒检查，多在黏膜下层显示血流信号。本院尝试用B型超声来评价重症程度，由于炎症细胞浸润、水肿引起的第3层的回声减低及增厚受到关注，可分为4型。

·克罗恩病（CD）

克罗恩病是一种伴有溃疡及纤维化肉芽肿性炎症病变，是原因不

明的慢性炎性疾病 。可以发生在全消化道的任何部位。主要病变多发生在小肠下段及大肠，好发部位为回盲部。表现为全层性、非连续性的区域性病变（skip lesion），其特征表现为纵贯性溃疡、铺路石样（cobblestone appearance）。初期有时仅可见糜烂、小溃疡，病变发展可合并狭窄、裂隙、肠瘘、脓肿、肠穿孔及出血等。根据发病部位可分为小肠型、小肠大肠型及大肠型。

有纵贯性溃疡、铺路石样病变的超声图像以非连续性的全层性的低回声的肠壁肥厚为特征。与溃疡性结肠炎的肠壁结构保持比较完整相对照，由于克罗恩病各种炎症的深度不同，肠壁结构不清晰，甚至消失。此外，肥厚的肠管壁内腔凹凸不平，相当于铺路石样病变。追踪病变肠管的走行，可明确病变范围（小肠型、小肠大肠型或大肠型）。

如果有狭窄性病变，可见肠蠕动减弱，肠壁结构消失及低回声的肠壁肥厚。裂隙为贯穿肌层的线状低回声。脓肿为肠壁外的不规则的低回声区域，阿弗他口炎样病变及小溃疡多发，没有形成纵贯性溃疡时，可见黏膜层轻度肥厚。肠管周围有淋巴结肿大。彩色多普勒所见：活动期以黏膜下层为主，深达浆膜层（vasa recta）可显示明确的血流信号。缓解期血流信号减少或消失。

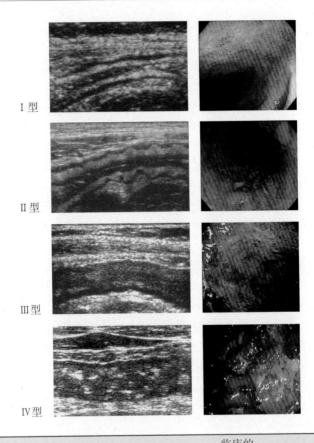

Ⅰ型

Ⅱ型

Ⅲ型

Ⅳ型

分型	B型超声病变程度分类	临床的重症度	内镜所见
Ⅰ型	肠壁厚度正常或轻度增厚，第三层增厚、未见回声减低	轻至中度	发红、糜烂
Ⅱ型	第二、三层增厚，第三层未见回声减低	轻至中度	小溃疡
Ⅲ型	肠壁增厚，第三层表现为明显的低回声	中至重度	出现大范围溃疡
Ⅳ型	肠壁明显增厚，第三层低回声更为明显，肠壁结构不清晰	重度	较深溃疡

表4-1　溃疡性结肠炎（UC）与克罗恩病（CD）的超声诊断要点

	溃疡性结肠炎	克罗恩病
病变范围	连续性病变：左侧肠炎型；全大肠炎型	非连续性病变：小肠型、小肠大肠型、大肠型
各层结构	轻至中度病例：黏膜层轻度增厚	阿弗他口炎样病变，小溃疡黏膜层的轻度增厚
	重症病例：黏膜层、黏膜下层增厚及黏膜下层回声减低	纵裂溃疡回声图像：长轴的线状回声
	重症加重肠壁结构不清，溃疡、白苔回声	铺路石样图像：内腔凹凸不平伴纵裂溃疡图像
		全层重度炎性病变：全层性的明显回声减低性肠壁增厚及肠壁结构不清晰
血流表现	壁内血流信号：CD、UC活动期增强 搏动波（RI值）：CD、UC活动期减低 血管结构像：UC，炎症深度浅的CD保持正常血管结构图像 累及全层性炎症，随着纤维化的发生CD正常血管结构消失	
合并症	中毒性巨结肠症：肠腔扩张，肠壁菲薄、穿孔、狭窄	狭窄、裂沟、肠瘘、脓肿
其他	淋巴结肿大：(+) 腹水：稀少	淋巴结肿大：(++) 腹水：(±)

1.溃疡性结肠炎

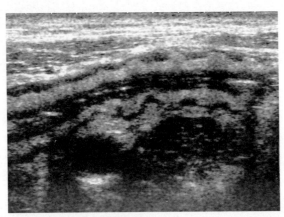

43岁，男。主诉：血便

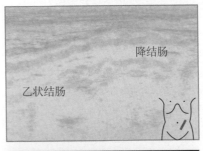

乙状结肠至降结肠可见连续性肠壁增厚。乙状结肠壁厚度约6mm，肠壁结构保持良好。黏膜层及黏膜下层增厚，未见黏膜下层的回声减低。临床上为中等程度的溃疡性结肠炎。

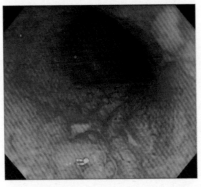

结肠镜所见：直肠至乙状结肠可见水肿伴有黏膜呈颗粒状改变，可见小溃疡。

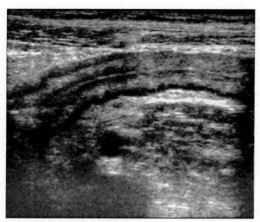

48岁，女。主诉：血便

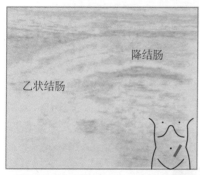

降结肠

乙状结肠

溃疡性结肠炎，降结肠结肠炎患者治疗观察过程中。中度病变复发行超声检查。可见乙状结肠至降结肠连续的肠壁增厚，厚度约7mm，肠壁结构保持完整，黏膜层、黏膜下层肥厚。黏膜下层表层的回声减低区域与黏膜下层不伴有回声减低的区域混合存在。

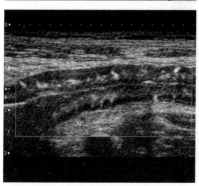

超声图像（ADF）：肌层至黏膜下层表层，血管结构正常但血流信号增强，为病变活动期的表现。

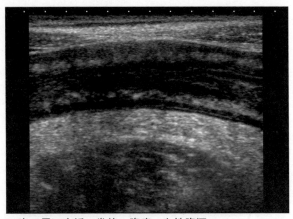

30岁，男。主诉：发热、腹痛、血性腹泻

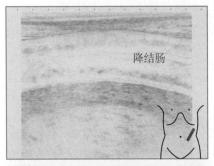

溃疡性结肠炎，降结肠结肠炎患者治疗观察过程中。重度病变复发行超声检查。可见乙状结肠至降结肠连续的肠壁显著增厚，厚度约9mm。后壁可见深达黏膜下层深层的回声减低，肠壁结构不清晰。

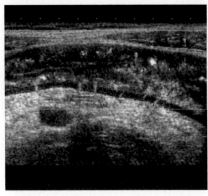

超声图像（ADF）：可见由肌层至回声减低的黏膜下层下方血流信号增强，为病变活动期的表现。

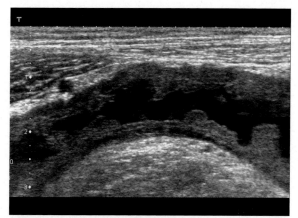

38 岁，男。主诉：腹痛、黏液血便

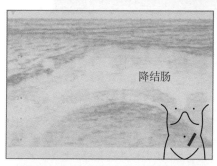

降结肠

可见乙状结肠至降结肠连续的肠壁显著增厚，厚度约8mm。出现到多发深达肌层的UL-Ⅲ型较深的溃疡。为合并巨细胞病毒感染的重症溃疡性结肠炎的超声表现。

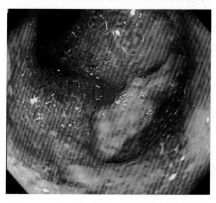

结肠镜所见：直肠至降结肠红肿、出血，乙状结肠可见多发的地图状较深的溃疡及钻孔样溃疡，溃疡之间的黏膜明显水肿。

溃疡性结肠炎（合并结肠癌）

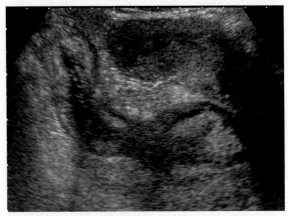

36岁，女。主诉：腹痛

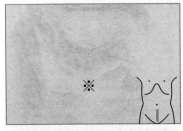

从肛门处观察，可见直肠上部长约20mm的狭窄，同部位的肠壁结构消失。可见以向肌层外侧突出的低回声肿瘤（※）。诊断为溃疡性结肠炎合并直肠癌。

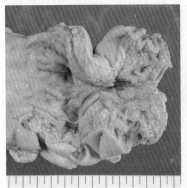

术后标本：可见直肠20mm×20mm大小的4型进展期癌。病理诊断为por，ss，4，ly3，v2。

2. 克罗恩病

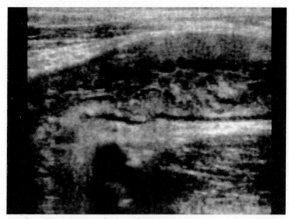

16 岁，男。主诉：腹痛、腹泻

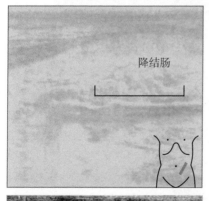

降结肠

可见降结肠肠壁增厚呈低回声。壁厚约10mm，以黏膜下层增厚明显。黏膜下层浅层至中层伴有轻度的回声减低。内腔侧的黏膜层结节状肥厚，呈铺路石状（◡）。

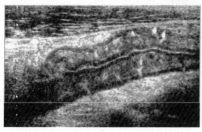

超声图像（ADF）：可见由肌层至黏膜下层表层血流信号增强。表现为铺路石样的克罗恩病的大肠病变，为病变活动期的表现。

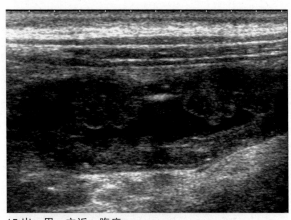

15岁,男。主诉:腹痛

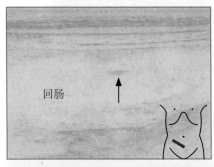

回肠

小肠大肠型克罗恩病患者治疗观察过程中。可见回肠肠壁全层性的增厚,呈低回声,厚度约6mm。黏膜侧明显凹凸不平,可见深达肌层的较深的溃疡(→)。为铺路石样、纵贯性溃疡的超声图像。

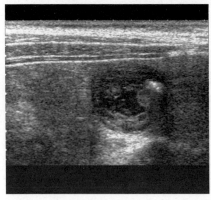

超声图像:回肠的短轴图像,与纵贯性溃疡周边的肠壁结构消失相对应,对侧肠壁结构保持完整。

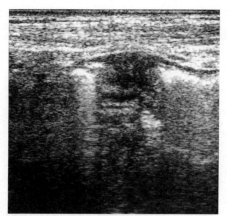

24 岁，男。主诉：腹痛、腹泻

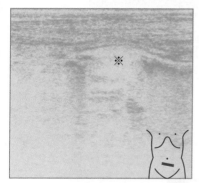

回肠末端可见长约30mm的肠壁肥厚（※），呈低回声，肠壁厚约7mm。肠壁结构不清晰，肌层肥厚，管腔狭窄。未见溃疡回声及病变活动性的表现，为克罗恩病合并瘢痕狭窄的超声表现。

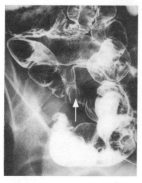

小肠X线造影所见：回肠末端可见超声显示的狭窄病变。回肠近端，可见狭窄、单侧的边缘硬化和假憩室及开放性的纵贯性溃疡。实施回肠部分切除、狭窄成形术。

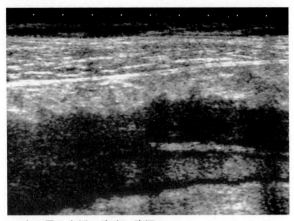

51 岁，男。主诉：腹痛、腹泻

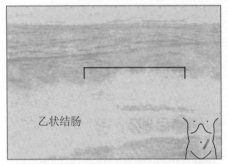

大肠型克罗恩病治疗过程中观察的患者。可见乙状结肠肠壁增厚约10mm，黏膜下层呈显著低回声增厚。前壁肠壁结构消失。伴有多个由肌层至浆膜外的楔状低回声（裂隙，➡）。

乙状结肠

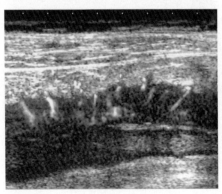

超声图像（ADF）：可见由肌层至黏膜下层明显增强的血流信号。裂隙部位可检出少量血流信号，为大肠型克罗恩病伴有裂隙。

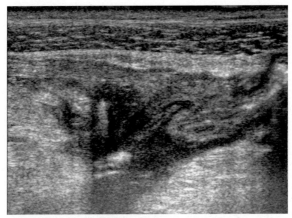

36岁，男。主诉：腹痛

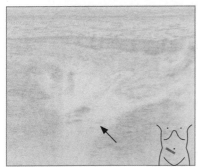

小肠大肠型克罗恩病治疗过程中观察的患者。可见回肠末端肠壁轻度增厚约4mm，肌层至肠管外可见直径10mm的楔状低回声（瘘孔，→）。瘘孔与乙状结肠相连，形成回肠-乙状结肠瘘。详细观察瘘孔处，由肌层至浆膜外可见许多条索状低回声（裂隙）集结成簇状。

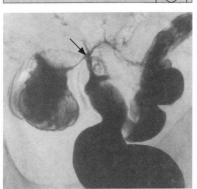

X线乙状结肠至回肠造影所见：回肠可见假憩室样病变伴多发狭窄，多发的复杂瘘管形成。

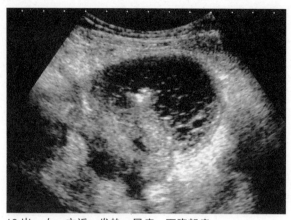

19岁，女。主诉：发热、尿痛、下腹部痛

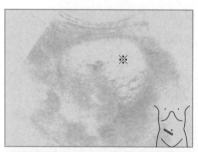

小肠型克罗恩病治疗过程中观察的患者。可见回肠末端局限性肠壁肥厚，部分肌层至浆膜外可见伴有血流信号增强的楔状低回声（下图）。由此至子宫前可见70mm×65mm的类圆形伴有分隔的低回声包块（※）。诊断为克罗恩病伴脓肿形成。

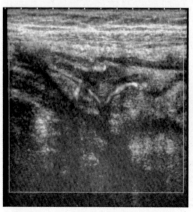

超声图像（ADF）：可见与瘘孔一致的血流信号增强。诊断为克罗恩病伴脓肿形成。

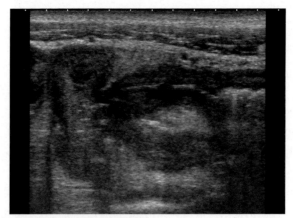

20 岁，男。主诉：右下腹痛

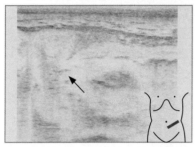

小肠型克罗恩病治疗观察中的患者。可见回肠末端肠壁厚度约6mm，为全层性的低回声肠壁肥厚。可见小肠与小肠间瘘管形成（→）。实时观察可见肠液的交通流动。

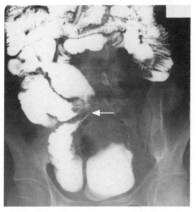

小肠的X线造影：回肠变形伴有多发狭窄形成，形成复杂的瘘管。

五、肠型白塞（Behçet）病

　　白塞病的肠道病变发生率约为4.7%，全消化道均可发病，尤其是以回盲部多见。形成卵圆形的鸟眼样溃疡（punched-out ulcer）是本病的特征。此外，也有多发小片状糜烂及阿弗他口炎样溃疡而没有鸟眼样溃疡的病例。肠道合并症有穿孔、肠瘘、脓肿、出血。

　　诊断以内镜、X线检查为主。与溃疡性结肠炎和克罗恩病相比，患者人数少，临床工作中很少用超声诊断。因此，我们针对已经确诊为肠型白塞病的病例，用超声检查观察治疗前后的变化。

　　鸟眼样溃疡超声下表现为局限性明显肥厚呈明显的低回声（溃疡回声）与线状的高回声（白苔回声），其周围可见轻度水肿的低回声肥厚。这些超声表现与胃十二指肠的消化性溃疡类似。在多发小溃疡的病例，溃疡回声显示困难，可见肠壁呈低回声分叶状肥厚。在肠穿孔的病例，可见周围肠系膜肥厚及腹水潴留。多次发生溃疡时，自觉症状明显。彩色多普勒表现为以黏膜下层为主的血流信号增强。但是病程长，没有明显症状的溃疡性病变，有血流信号减弱的倾向。

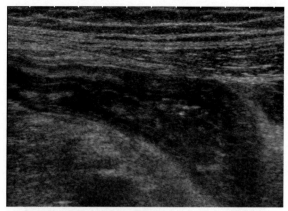

58 岁，男。主诉：发热、血便

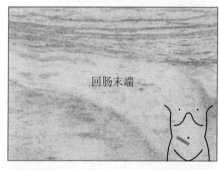

回肠末端可见显著的肠壁水肿性肥厚，壁厚约10mm，黏膜层呈分叶状肥厚，部分显示出由黏膜下层至肌层的低回声。

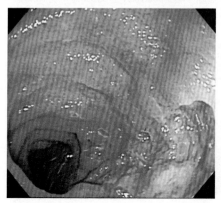

结肠镜所见：回肠末端多发的较深的鸟眼样溃疡及阿弗他口炎样溃疡。查体示口腔内阿弗他口炎、阴部溃疡，诊断为肠型白塞病。

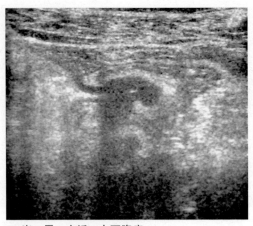

70 岁，男。主诉：右下腹痛

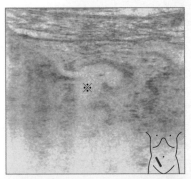

回盲瓣上可见结构消失的低回声增厚（溃疡回声，※）。腔内侧可见10mm大小的线状高回声，考虑为白苔回声。此为肠型白塞病病程观察中的患者，怀疑肠管病变复发。

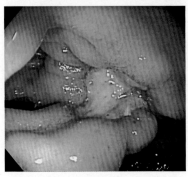

结肠镜所见：回盲瓣变形，下瓣可见皱襞集中伴有10mm大小的较深的溃疡。

六、大肠憩室周围炎

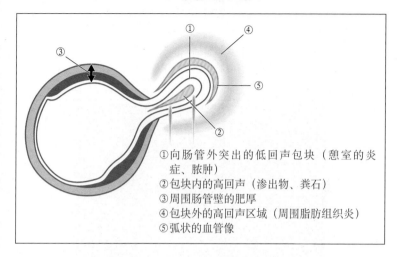

①向肠管外突出的低回声包块（憩室的炎
　症、脓肿）
②包块内的高回声（渗出物、粪石）
③周围肠管壁的肥厚
④包块外的高回声区域（周围脂肪组织炎）
⑤弧状的血管像

　　大肠憩室炎发病较多，在急腹症发病中仅次于急性阑尾炎。症状有腹痛与发热，应该与急性阑尾炎、感染性肠炎相鉴别。尤其是憩室周围炎的发病部位在升结肠的情况下，物理学诊断与急性阑尾炎鉴别困难。在诊断上，CT 为首选检查方法，超声检查简便易行，与 CT 比较诊断性能并不差，可作为首选的检查方法。

　　超声图像特征为向肠壁外突出的低回声包块，包块内为高回声，周围肠管壁水肿呈低回声性肥厚，包块外为高回声。向肠管外突出的低回声包块，相当于憩室的炎症及脓肿形成。此外，包块内的高回声为渗出物及粪石等存留物。周围肠管壁的肥厚为炎症侵及至黏膜下层、肌层的肠壁。包块外的高回声图像反映的是周围脂肪组织炎。彩色多普勒观察与环绕憩室浆膜外的动脉一致，为弧状的血流信号。另外，位于肠管壁肥厚的黏膜下层内可见少量血流信号。

要点

· 向肠管外突出的低回声包块（憩室的炎症或脓肿形成）
· 包块内的高回声（渗出物、粪石）
· 与包块连续的肠管壁（肌层及黏膜层）的肥厚
· 包块周围的高回声区域（周围脂肪组织炎）
· 弧状的血管像

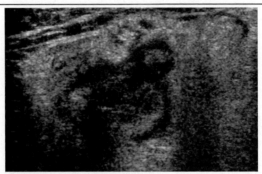

59岁，男。主诉：右下腹部痛

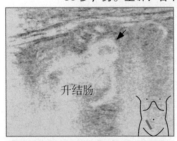

升结肠

可见升结肠肠壁的黏膜下层肥厚，与肠管连续的直径约8mm的低回声包块向肠外突出（憩室回声，→）。憩室周围肠壁的黏膜下层回声减低。此为憩室周围炎的超声图像。

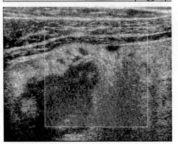

超声图像（ADF）：憩室回声周围可见弧状的血管像。也有由于炎症血流增加的血管结构。

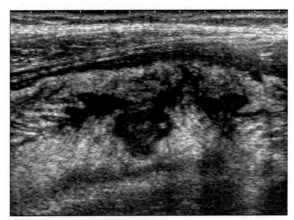

28岁，女。主诉：右下腹痛

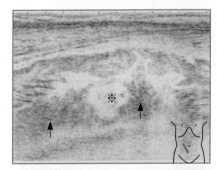

可见回盲部黏膜下层增厚，12mm×10mm的低回声（憩室回声）向肠外突出并与肠管前壁相连续（※）。憩室周围可见脂肪组织炎症为高回声区域（→）。诊断为大肠憩室周围炎。

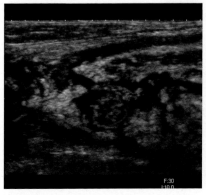

声学造影图像：憩室肠管壁的血管通畅，可见逸脱现象。所以，周围的血管为同样的形态，是由于炎症信号增强的缘故。另外，细网状血管网表显示为弧状。

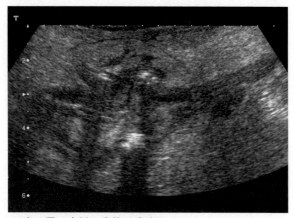

72岁，男。主诉：发热、腹痛

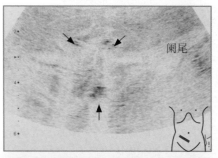

阑尾

盲肠部肠壁肥厚，可见多个伴有钙化的低回声区（憩室回声，→），背侧的憩室周围可见脂肪组织炎症为高回声，回盲部可见较大的钙化和少量腹水。诊断为大肠憩室周围炎伴有穿孔。同时可见到阑尾仍是正常的。

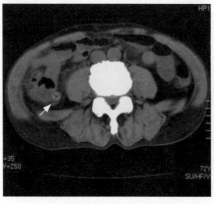

CT像：可见盲肠部肠壁肥厚，多个向外突出的直径约10mm的病变，其内部可见少量气体，考虑为大肠憩室。

憩室周围的脂肪组织密度增强，认为是重度炎症波及的缘故。

大肠憩室

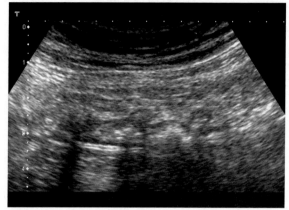

71 岁，男。主诉：血便、腹痛

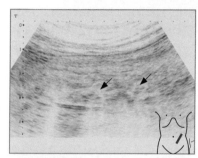

乙状结肠可见向肠管外突出的包块，约6mm×4mm。以3mm×4mm为中心的部分见高回声，周围为低回声（→）。与其连续的肠管及包块周围未见炎症表现，为正常憩室的超声图像。

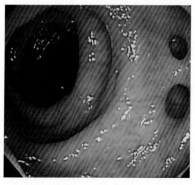

结肠镜所见：乙状结肠的黏膜正常，可见憩室。

七、缺血性大肠炎

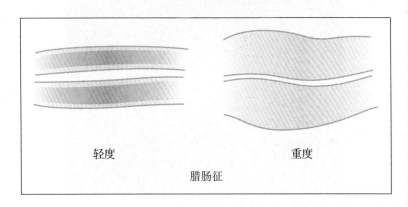

轻度　　　　　　　　　　　　重度

腊肠征

在急诊，诊断缺血性大肠病的机会较多。一过型缺血性大肠病以突发腹痛后出现腹泻及便血为特征性表现，多数由于肠管内压升高及血管痉挛而发病。但是，在我院临床症状怀疑为缺血性肠病的患者中，首选简便的超声检查辅助诊断。

一过型缺血性肠病，多数情况下经过非手术治疗数日至10d腊肠症状可以改善。所以，这是使用超声评价治疗过程的原因。另外，与动脉硬化有关的病例，症状迁延考虑为狭窄型缺血性肠病，超声可以诊断并且观察治疗过程。坏死型很少见，是手术的适应证，在快速诊断方面超声是非常重要的。

缺血性肠病的基本超声表现，黏膜下层水肿增厚呈低回声。凸阵探头扫查，表现为山田等命名的腊肠征。但是，高频线阵探头扫查，可见黏膜下层至深层的显著的回声减低。这个低回声的强弱，与临床症状有关，如果使用高频线阵探头扫查，可以详细评价病变的活动性。

超声动态观察一过型与狭窄型的鉴别诊断是有价值的，一过型缺血性肠病的水肿性肥厚在3～14d消退，而狭窄型缺血性肠病多数病例在14d后仍可见多处水肿性肥厚的残留图像。伴有肠穿孔的病例，黏膜下层全层的显著回声减低，肌层断裂及肠管周围可见腹水。

　　彩色多普勒表现，一过型可见黏膜下层伴有再循环的丰富的血流信号，与临床症状改善的同时血流信号也消退。狭窄型与一过型对比，黏膜下层回声明显减低，血流信号减少为其特征。这是由于一过型的肠管内压升高及血管痉挛后的再循环引起发病，而狭窄型则是由于动脉硬化的慢性缺血进展引发的病变。

要点

· 黏膜下层的低回声肥厚
· 区域性病变
· 炎症的最严重点基本上是病变范围的中央位置
· 一过型病变在14d以内水肿性肥厚消失
· 狭窄型的水肿性肥厚持续存在时间较长，少数伴有肠穿孔及肠梗阻图像

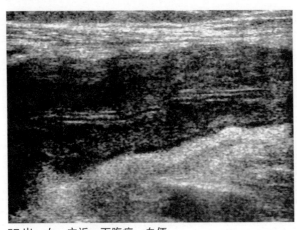

57岁，女。主诉：下腹痛、血便

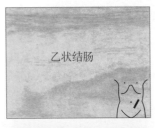

凸阵探头扫查，可见乙状结肠局限性肠壁肥厚呈低回声，表现为所谓的腊肠征。高频线阵探头扫查，可见乙状结肠局限性肠壁肥厚，肠壁厚度约10mm。黏膜层保持正常，黏膜下层肥厚，黏膜下层的浅层至深层回声明显减低。病变为区域性，考虑为炎症以黏膜下层为主的缺血性肠病。

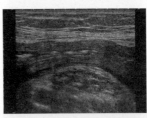

发病2d后：乙状结肠的壁厚度为6mm，有变薄的趋势，黏膜下层的回声减低也明显改善，可见回声水平增强。

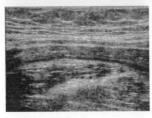

发病9d后：乙状结肠的壁厚度为正常的3mm。黏膜下层的低回声消失，为一过型缺血性结肠炎治愈过程的图像。

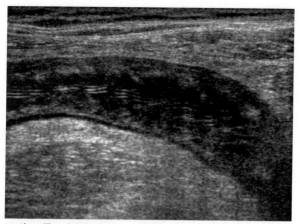

56岁，男。主诉：便血、下腹痛

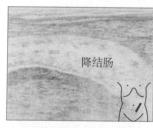

降结肠肠壁水肿性肥厚。肠壁厚度约8mm。可见黏膜层保持正常，黏膜下层肥厚，部分黏膜下层的浅层至中层回声减低。病变为区域性的，考虑炎症是以黏膜下层为主的缺血性大肠炎。

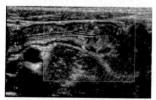

超声图像（ADF）：与黏膜下层回声减低的部位一致，可见丰富的血流信号。

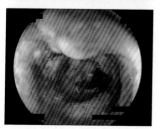

结肠镜所见：纵行溃疡与皱襞状的环状溃疡相连续，溃疡周围明显红肿。

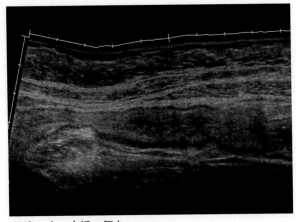

58岁，女。主诉：便血

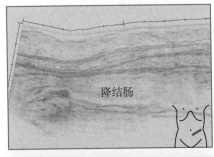

降结肠

可见降结肠肠壁水肿性肥厚。肠壁厚度约6mm。黏膜下层肥厚，部分黏膜下层的浅层回声减低。病变为区域性的，考虑炎症以黏膜下层为主的缺血性大肠炎。

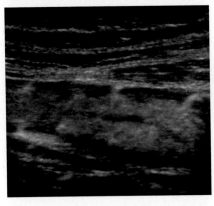

超声造影图像：可清晰显示出小血管伴有再循环的丰富的血流。造影结果：肠壁内血管均匀，未显示血管狭窄。未显示黏膜层、黏膜下层的血流状态障碍。提示为一过型缺血性大肠炎。

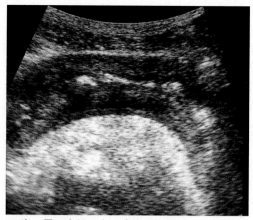

76 岁，男。主诉：左下腹痛、血便

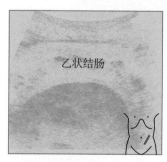

乙状结肠

乙状结肠肠壁局限性明显水肿性肥厚。肠壁厚度约11mm。可见黏膜层基本保持正常，黏膜下层显著肥厚，黏膜下层的浅层至深层回声减低。在短轴图像（下图）上，黏膜下层内一侧可见粗大的片状低回声区域，肌层断裂，向肠外突出的液体潴留。为伴有坏死、穿孔的狭窄型缺血性肠炎，曾行急诊手术。

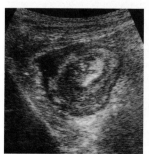

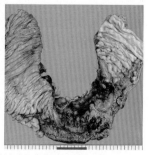

　术后标本：降结肠的近端向远端的乙状结肠有长约10cm的狭窄，可见全周性的区域性溃疡。穿孔几乎在病变的中央。

八、其他炎性疾病

其他炎性疾病，包括肠结核、放射性肠炎、过敏性紫癜、嗜酸性粒细胞胃肠炎、淀粉样变性等。这些疾病的超声多表现为黏膜下层的水肿性增厚，回声减低。但是，仅仅依靠超声表现来进行鉴别诊断是非常困难的，发病的形式及临床表现对于诊断非常重要。

· 过敏性紫癜

过敏性紫癜，是与变态反应有关的血管炎性疾病。是以下肢的紫斑及肾系发病为特征的全身性疾病，同时合并消化道病变。病变多累及全消化道。超声表现多以十二指肠降部至近端小肠最为明显的水肿性肠壁肥厚。此外，近端的肠管表现为扩张及蠕动减弱的肠梗阻征象。

· 淀粉样变性

淀粉样变性，是指淀粉样纤维蛋白在细胞外沉积，致使各脏器的功能障碍，是一种难治性疾病。淀粉样物沉着的脏器，消化道是最易被侵犯的脏器之一，尤其是十二指肠、小肠是好发部位。根据沉积的淀粉样蛋白，可分为 AL 型、AA 型、Aβ2M 型、ATTR 型。AL 型，由于多在黏膜肌层及肌层呈块状沉积，超声表现为黏膜层至肌层低回声的黏膜下包块。AA 型，多在黏膜固有层、黏膜下层的血管壁沉积，超声表现为黏膜层、黏膜下层的增厚呈低回声。

· 嗜酸性粒细胞胃肠炎

嗜酸性粒细胞胃肠炎，是以末梢血嗜酸性粒细胞增多，伴有嗜酸性粒细胞浸润的黏膜至浆膜的水肿性的炎症为特征的疾病。发病原因可能与食物过敏及免疫异常有关。根据肠管壁内嗜酸性粒细胞浸润的部位，分为黏膜型、肌层型、浆膜型 3 类。超声表现：黏膜型表现为黏膜层、黏膜下层为主的水肿性肥厚；肌层型表现为黏膜下层、肌层显著增厚并伸展不良。此外，浆膜型多数可见大量的腹水。

· 放射性肠炎

放射性肠炎是盆腔内脏器的恶性肿瘤进行放射线治疗时引起小肠及大肠的急慢性炎症。发病部位以直肠及乙状结肠多见。超声表现为肠壁显著水肿肥厚及狭窄。

·肠结核

肠结核是结核杆菌引起的肠道炎性疾病，好发部位在回盲部及升结肠。超声表现为肠壁结构消失，局限性肥厚，周围的肠管很少发生水肿，表现为正常图像，有时不易与克罗恩病及白塞病相鉴别。

1.过敏性紫癜

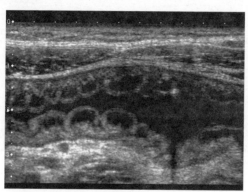

26岁，女。主诉：下腹痛

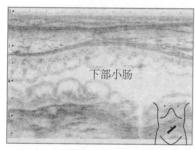

远端小肠可见大范围的水肿性肠壁肥厚。肠壁结构保持完整，黏膜层、黏膜下层重度局限性肥厚。黏膜下层呈回声减低的水肿样改变，可见腹水。下肢见有紫斑，诊断为过敏性紫癜。

下肢皮肤所见（左图）：下肢多发的点状紫斑。紫斑部位的活检诊断为过敏性紫癜。

十二指肠镜所见（右图）：十二指肠球部至降部重度水肿。

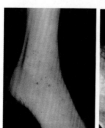
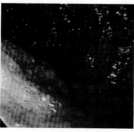

2. 大肠淀粉样变性

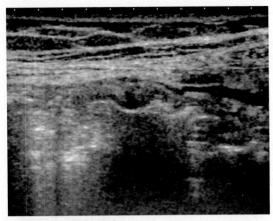

74岁，男。主诉：血便

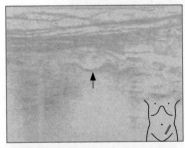

降结肠的腹壁侧，黏膜下可见10mm的肿瘤样突起（→）。黏膜下层的高回声结节内可见结节状低回声。AL型消化道淀粉样变性的患者，考虑为淀粉样变性的大肠病变。

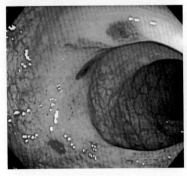

结肠镜所见：相当于超声发现病变的部位，可见降结肠的半月襞上黄色的黏膜下肿瘤样突起，伴有局部发红。病理诊断为黏膜固有层、黏膜下组织可见结节状淀粉样物沉着。

3. 嗜酸性粒细胞胃肠炎

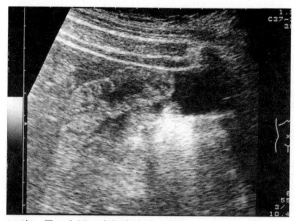

30 岁，男。主诉：腹部膨胀感、腹泻

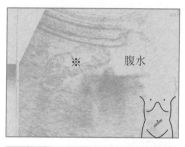

小肠近端可见部分区域齿状排列的环状襞轻度肿大（※）。可见大量腹水。胃、十二指肠、大肠未见明显病变。

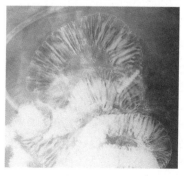

小肠X线所见：近端小肠环状襞轻度肿大，襞的宽度不等。

4. 放射性肠炎

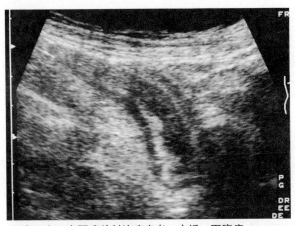

48岁，女。宫颈癌放射治疗患者，主诉：下腹痛

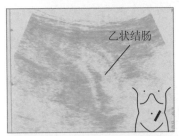

可见乙状结肠约40mm的局限性黏膜层、黏膜下层肥厚，尤其是黏膜层的肥厚更为明显，黏膜下层的边界凹凸不平。考虑为黏膜层、黏膜下层重度水肿性改变的病变。患者因有放射线治疗的病史，所以诊断为放射性肠炎。

结肠镜所见：乙状结肠的下部，可见伴有小颗粒样病变的全周性浅溃疡，溃疡周围炎性水肿。

九、急性阑尾炎

单纯性阑尾炎（appendicitis catarrhalis）			阑尾壁的连续性保持完整，第3层黏膜下层轻度增厚。横径6~8mm
化脓性阑尾炎（appendicitis phlegmonosa）			阑尾壁的连续性基本保持完整，第3层黏膜下层增厚明显。脓性腹水（+ ~ -）。横径超过8mm
坏疽性阑尾炎（appendicitis gangraenosa）			阑尾壁结构紊乱，第3层黏膜下层消失。脓性腹水（+ ~ ++）横径超过10mm
阑尾炎穿孔（appendicitis perforativa）			为坏疽性阑尾炎的表现伴有穿孔。穿孔的边缘及形状不规则。出现腹水、脓肿及肠梗阻。横径超过10mm（由于穿孔后阑尾内压力减低，有时横径正常。）

　　急性阑尾炎一般500 ~ 700人中有1人发病，是急腹症中发病率最高的疾病。日本的病理学分类大致分为单纯性阑尾炎、化脓性阑尾炎和坏疽性阑尾炎。

单纯性阑尾炎指炎症仅限于黏膜层、黏膜下层，炎症细胞侵及阑尾壁的全层时为急性化脓性阑尾炎。另外，急性化脓性阑尾炎的阑尾壁发生血管梗死、阑尾坏死时为急性坏疽性阑尾炎。

据报道，超声对阑尾炎的诊断率敏感度为75%～90%，特异度为85%～100%，被认为是高度信赖的检查方法。超声测量阑尾的横径大于6mm时即认为是病理性肿大。扫查到肿大的阑尾时，应高度怀疑急性阑尾炎。

此外，笔者认为超声可以做出与病理学的分类相对应的诊断。急性单纯性阑尾炎的超声图像为阑尾壁的5层结构保持完整，黏膜下层轻度肥厚。急性化脓性阑尾炎表现为黏膜下层明显增厚伴有回声减低。坏疽性阑尾炎表现为黏膜下层回声减低更加明显，阑尾壁结构不清晰。阑尾穿孔时，可见肌层断裂。在化脓性和坏疽性阑尾炎，阑尾周围可见腹水潴留。

细谷等报道，阑尾的横径对阑尾炎的分型有重要价值，单纯性阑尾炎为6～8mm，急性化脓性阑尾炎为8mm以上，坏疽性阑尾炎在10mm以上。这反映了随着病情的加重，阑尾壁的厚度增加及内容物量的增加。但是，在笔者医院横径10mm以上的化脓性阑尾炎病例也有很多，笔者的经验是前面所述的B型超声对阑尾壁结构的观察，以及彩色多普勒超声对血流信号的评价都是很重要的。

彩色多普勒超声表现：在单纯性阑尾炎时，可见黏膜下层的血流信号轻度增加。化脓性阑尾炎时可见黏膜下层、黏膜层的全周性的血流信号增强。坏疽性阑尾炎，由于明显缺血，血流信号减弱甚至消失。

1. 单纯性阑尾炎

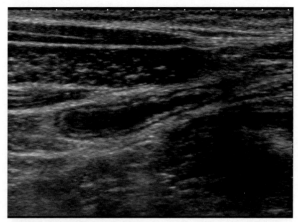

34 岁，男。主诉：右下腹痛

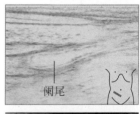

阑尾

可见阑尾的横径7mm，阑尾壁轻度增厚，5层结构完整，诊断为单纯性阑尾炎。

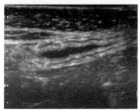

声学造影：从阑尾动脉起可在全阑尾壁均匀显示出细小动脉，未见缺损。诊断为单纯性阑尾炎。

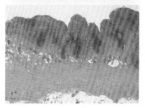

病理组织图像：在黏膜层可见炎症细胞浸润，壁的结构保持完整。诊断为单纯性阑尾炎。

2. 急性化脓性阑尾炎

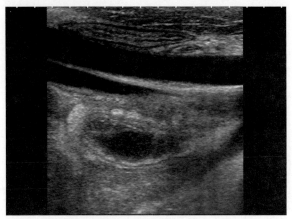

17 岁，男。主诉：腹痛、腹泻

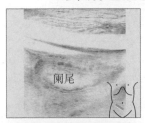

阑尾

可见阑尾肿大，阑尾的横径13mm，一部分5层结构不清晰。内部充满较均匀的液体潴留。诊断为化脓性阑尾炎。

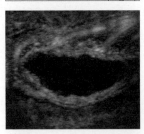

声学造影：从阑尾动脉起在全阑尾壁信号增强。未见缺损。诊断为化脓性阑尾炎。

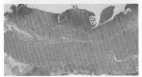

病理组织图像：可见全阑尾壁弥漫性炎症细胞浸润，壁的结构保持完整。诊断为化脓性阑尾炎。

化脓性阑尾炎（穿孔病例）

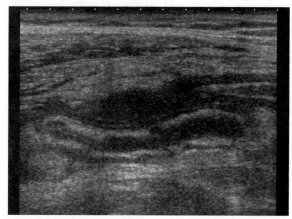

39岁，男。主诉：右下腹痛

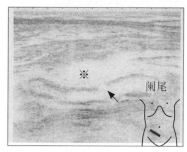

阑尾轻度肿大，横径约8mm。整个阑尾黏膜下层肥厚，可见黏膜下层至肌层宽约1.3cm的断裂（→），由此可见连续至浆膜外的30mm×10mm的低回声包块（周围脓肿，※）。诊断为化脓性阑尾炎合并穿孔。

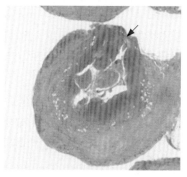

病理组织图像：可见炎性细胞弥漫性浸润整个阑尾壁，各层结构保持完整。诊断为化脓性阑尾炎。一部分阑尾壁全层坏死，形成小的穿孔。

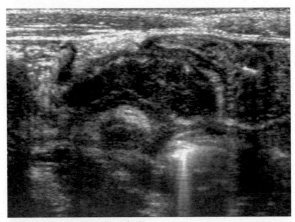

11岁，男。主诉：右下腹痛

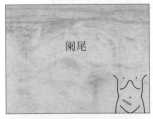

可见阑尾肿大，阑尾横径约14mm。阑尾壁肥厚，5层结构不清。内部可见充满潴留物呈高回声，怀疑存在血液及腐败性液体。诊断为化脓性阑尾炎至坏疽性阑尾炎。

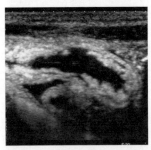

声学造影图像：可见阑尾壁大范围全层血流缺损，个别区域信号增强。提示化脓性部位与坏死性部位同时存在。

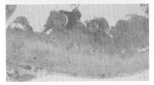

病理组织图像：黏膜至浆膜可见重度的炎性细胞浸润，阑尾壁结构消失的部位与浸润部位同时存在。浆膜下组织肥厚。

3. 坏疽性阑尾炎

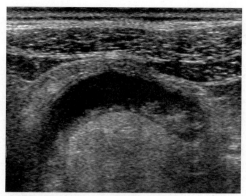

65岁，男。主诉：右下腹痛、呕吐

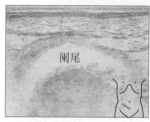

可见阑尾肿大，阑尾横径约12mm。阑尾壁明显变薄，5层结构不清晰。内部可见潴留物呈高回声，怀疑存在血液及腐败性液体。诊断为坏疽性阑尾炎。

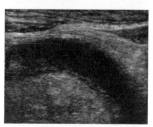

声学造影图像：阑尾壁全部未见显影，考虑全层性血流缺失。提示坏疽性阑尾炎。

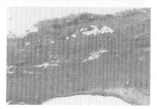

病理组织图像：全层可见明显的炎性细胞浸润伴有坏死、出血，阑尾壁结构消失。诊断为阑尾壁结构重度破坏的坏疽性阑尾炎。

坏疽性阑尾炎（穿孔病例）

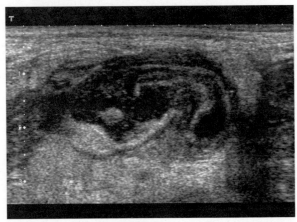

66岁，男。主诉：右下腹痛

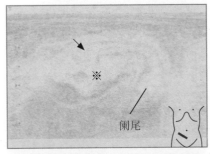

阑尾肿大，横径约12mm。阑尾中部可见宽度约15mm的阑尾壁肌层断裂（穿孔，→）。浆膜外有约15mm×12mm的低回声（脓肿，※）。考虑为坏疽性阑尾炎伴穿孔和脓肿形成。

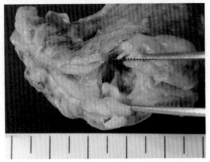

术后标本：距阑尾根部约2cm的近侧有直径约10mm的阑尾壁穿孔，诊断为坏疽性阑尾炎。

坏疽性阑尾炎（脓肿形成）

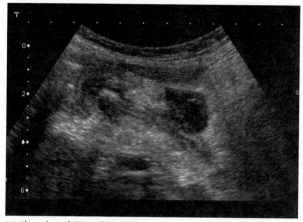

96 岁，女。主诉：右下腹痛

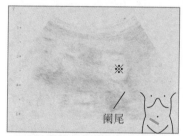

阑尾横径约5mm。盲端的阑尾壁可见宽约10mm的肌层断裂（穿孔）。浆膜外可见约15mm×12mm类圆形低回声（脓肿，※）。考虑为伴有穿孔及脓肿形成的坏疽性阑尾炎。根部可见直径8mm的阑尾结石。由于阑尾穿孔后内部压力减小，阑尾横径正常。

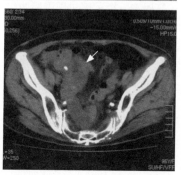

CT像：未见阑尾肿大，可见阑尾结石及阑尾周围脓肿形成。

化脓性阑尾炎（阑尾憩室病例）

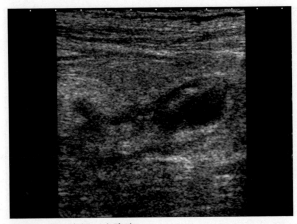

63岁，男。主诉：上腹痛

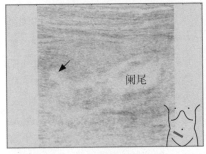

阑尾

阑尾肿大，阑尾横径约10mm。部分5层结构不清晰。内部充满均匀的液体回声。此外，在阑尾根部可见一与阑尾壁连续的低回声向外突出，为管壁样结构（→）。考虑为阑尾憩室。阑尾憩室周围表现为高回声，提示阑尾周围脂肪组织炎。

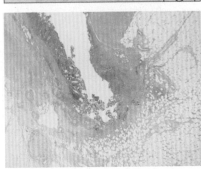

病理组织图像：从黏膜面起阑尾壁的全层急性炎性细胞浸润。诊断为化脓性阑尾炎。此外，凹陷处的肌层变薄，确认为阑尾憩室。憩室部位可见较强的炎症改变。

十、阑尾其他疾病

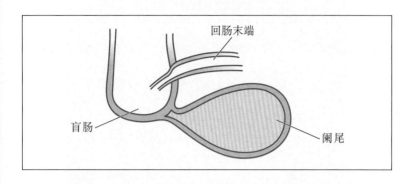

·阑尾黏液囊肿

阑尾黏液囊肿是阑尾内腔扩张性疾病。发病原因是由于阑尾根部炎症及粪石、包块样病变引起狭窄或者闭塞，阑尾黏膜持续产生黏液所致。据报道在日本该病的发病率占阑尾切除病例的0.08%～4.1%。

超声显示阑尾呈囊状扩张，腔内为线状高回声及低回声的混合回声。

·阑尾癌

阑尾癌占消化道恶性肿瘤总数的0.2%～1%，占阑尾切除病例的0.01%～0.2%的罕见疾病，有黏液囊腺癌和结肠型腺癌两种。多数病例术前诊断困难，约70%的病例诊断为阑尾炎。黏液囊腺癌的黏液在阑尾内潴留形成黏液囊肿，如果发生穿孔则成为腹膜假性黏液瘤。

1.阑尾黏液囊肿

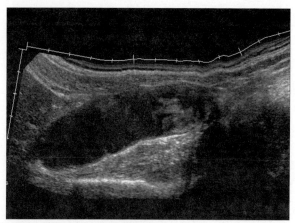

79 岁，男。主诉：右下腹痛待查

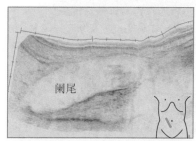

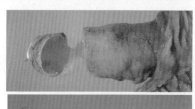

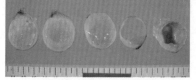

　　回盲部可见大小约70mm×35mm的棒状囊性肿物。内部为均匀的无回声区，其内可见细小的点状及线状高回声，考虑为黏稠的内容物。

　　该肿物与盲肠有清楚的连续性，诊断为阑尾黏液囊肿。周围未见肿大的淋巴结。腔内未见实性的隆起的占位性病变，提示为良性病变。

　　术后标本：肿瘤内部为高黏稠度的液体内容物。没有发现恶性肿瘤细胞，诊断为阑尾黏液囊肿。

2. 阑尾癌

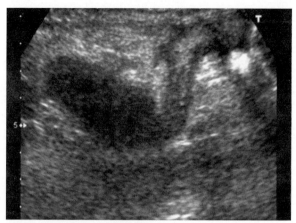

78 岁，男。主诉：右下腹痛

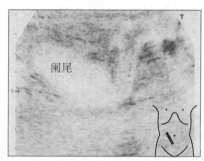

阑尾直径约20mm，壁肥厚呈水瓤样。阑尾呈水平比较均匀的低回声。其根部可见5层壁结构，考虑为化脓性阑尾炎，同时也观察到了类似肿瘤样表现，不排除肿瘤。

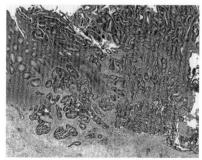

病理组织图像：为中度分化型管状腺癌的浸润增殖图像。癌细胞浸润超过肌层并累及血管。病理诊断为tub2，ss，ly1，v1。

十一、大肠癌／大肠肿瘤

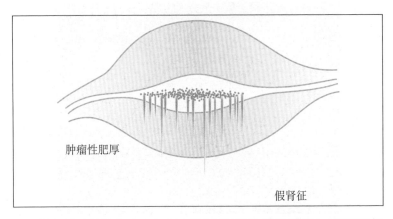

肿瘤性肥厚

假肾征

  超声显示结肠癌时，由于肠管内的气体及粪便的影响，详细观察比较困难。通常大肠癌表现为局限性不规则的肠壁增厚，这基本上已是进行型癌特点。但应除外较大的息肉状的Ⅰp型大肠肿瘤。发现早期的大肠癌非常困难。所以此处研究对象多是发现频率较高的2型进行型大肠癌。2型进行型大肠癌的特征性的超声图像是所谓的假肾征。假肾征表现为肠壁的不规则肥厚、硬化，呈回声减低的肿瘤样，其腔内可见消化道的内容物及气体样高回声。多伴有蠕动消失及近端肠管扩张。

  1型进行型大肠癌，有肌层浸润的Ⅰs、Ⅰsp型大肠肿瘤等的隆起型肿瘤，这种肿瘤有时可以显示。其超声表现为清楚的低回声性隆起，可见肿瘤深部的肌层、浆膜僵硬的表现。彩色多普勒在进行型大肠癌时，可见浆膜、肌层至黏膜下层丰富、明显的高速血流信号。

  另外，其他的大肠肿瘤还有大肠类癌瘤、脂肪瘤、淋巴瘤、间质瘤、淋巴管瘤、血管瘤等，这些肿瘤在上消化道也有发生，回声的特性与相应的大肠肿瘤也相同。

要点
·假肾征：肠壁结构消失的局限性低回声肿瘤 ·腔内及肿瘤的边缘不规则 ·肠壁硬化，蠕动消失 ·周围淋巴结、肝转移，胰、胃、小肠浸润，腹水

1. 大肠癌

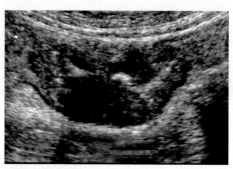

73 岁，男。主诉：贫血

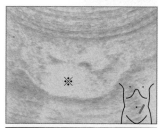

可见降结肠长约 40mm 的肠壁肥厚，肠壁厚度约 17mm。肠腔狭窄，肥厚部位肠壁结构消失，呈低回声的肿瘤样表现（※）。所谓的假肾征是进展型结肠癌的超声表现。

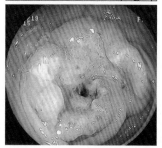

结肠镜所见：为降结肠全周性的 2 型进展型结肠癌的表现。病理诊断为 wel，ss，2，ly1，v1。

乙状结肠癌

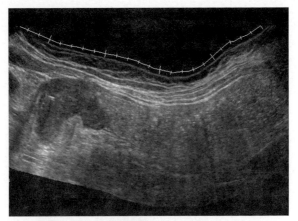

78岁，男。主诉：右下腹痛

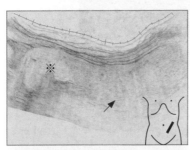

可见乙状结肠狭窄，伴有近端的肠管显著扩张（→）。长约55mm的狭窄部位表现为肠壁结构消失的不规则的肿瘤样回声。肠壁厚度约18mm(※)。为伴有肠梗阻的进展型结肠癌的超声表现。

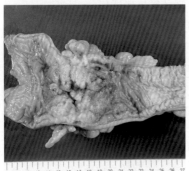

术后标本：乙状结肠60mm×45mm的2型进展型癌。病理诊断为mod，ss，2，ly1，v1。

直肠癌

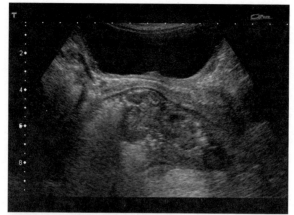

61 岁，女。主诉：血便

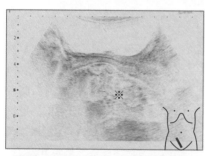

　　膀胱充盈下观察，直肠可见约30mm×25mm的局限性肿瘤样肠壁肥厚（※）。管腔高度狭窄，可见部分凹陷。肠壁结构消失，表现为高低混合回声。

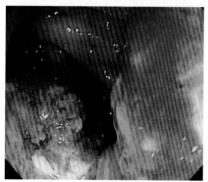

　　结肠镜所见：直肠前壁可见2型进展型癌。病理诊断为mod，mp，2，ly2，v1。

大肠癌

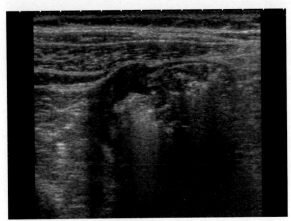

70 岁，男。主诉：粪隐血阳性

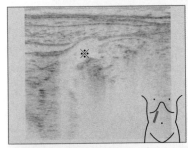

升结肠的腹壁侧，可见长约18mm，厚度约8mm的肠壁增厚（※）。肠壁肥厚部位表现为肠壁结构消失的肿瘤样低回声，可见堤坝样隆起。诊断为2型进展型结肠癌。考虑深度达到浆膜下层。

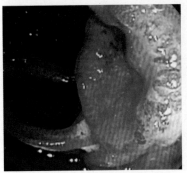

结肠镜所见：升结肠起始部可见陡壁样的凹陷，局部发红，易出血性的2型进展型癌。病理诊断为mod，ss，2，ly1，v1。

大肠癌

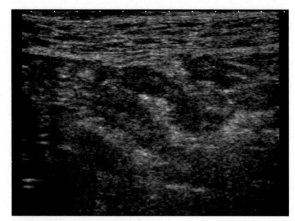

59 岁，男。主诉：粪隐血阳性

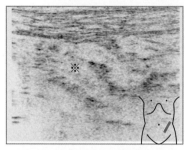

乙状结肠的腹壁侧，可见长约30mm，厚度约6mm的肠壁增厚（※）。肥厚部位表现为肠壁结构消失的肿瘤样低回声，堤坝样隆起。诊断为2型进展型结肠癌。

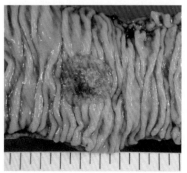

术后标本：乙状结肠可见约25mm×25mm的2型进展型癌瘤。病理诊断为wel，ss，2，ly1，v1。

大肠癌

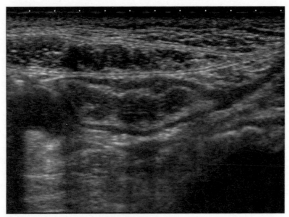

71岁，男。主诉：粪隐血阳性

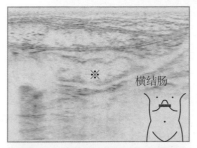

横结肠可见长约25mm，厚度约10mm的扁平结节状肿瘤样图像（※）。肿瘤部位表现为肠壁结构消失的均匀低回声。诊断为结肠癌LST（大肠侧向发育型肿瘤lateral-spreading tumor）。肿瘤侵犯深度不明。

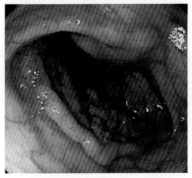

结肠镜所见：横结肠颜色正常，表面凹凸不平。中央部分可见稍稍隆起的边界清晰的宽基底性病变。诊断为高分化腺癌伴有腺瘤成分。

大肠癌（合并肠套叠）

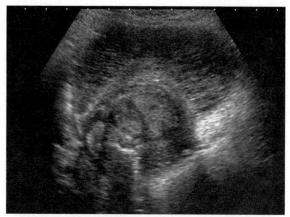

80 岁，男。主诉：右腹痛

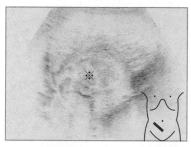

回盲部可见70mm×65mm的多个同心圆征，呈肠套叠表现（※）。腔内可见约43mm×29mm边界凹凸不平的实性肿瘤，其外侧可见由于套叠所致明显水肿性肠壁肥厚的结肠图像。近端肠管扩张。诊断为回盲部结肠肿瘤，其前端为小肠结肠肠套叠。

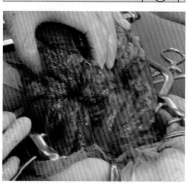

术中所见：回盲部结肠肿瘤，其前端为小肠结肠肠套叠。病理诊断为wel，ss，2，ly0，v0。

大肠癌（合并闭塞性肠炎病例）

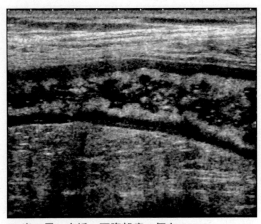

68岁，男。主诉：下腹部痛，便血

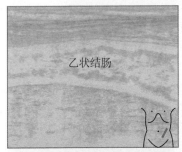

乙状结肠

发病4d后的超声表现。可见乙状结肠局限性水肿性肠壁肥厚，壁厚约6mm。未见黏膜下层肥厚及回声减低。

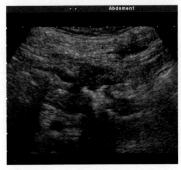

超声图像：肥厚部远端的乙状结肠可见40mm的全周性的硬化性的肠壁肥厚，伴有狭窄。表现为所谓的假肾征，为2型进展型癌的超声图像。诊断为闭塞性肠炎。

2. 大肠肿瘤（神经鞘瘤合并肠套叠）

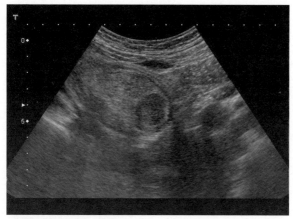

48 岁，女。主诉：腹痛

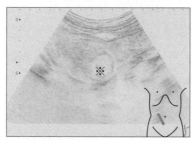

回肠末端可见 70mm×40mm 的多个同心圆征，呈肠套叠表现。腔内中心部分为约 20mm×15mm 边界光滑的类圆形实性肿瘤（※）及肠系膜脂肪组织，其外侧可见一层大肠相邻。近端肠管扩张。诊断为小肠肿瘤前端的肠套叠。

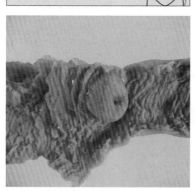

术后标本：病理诊断为神经鞘瘤。

3. 盲肠淋巴瘤

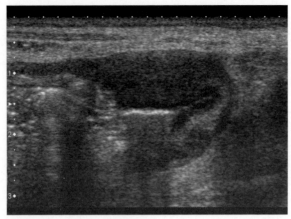

75岁，女。主诉：右下腹痛

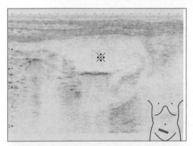

可见盲肠25mm大小的低回声性肠壁肥厚（※）。腹侧肠壁结构消失，呈极低回声的肿瘤样图像，背侧的黏膜层肥厚。由于回声水平极低，怀疑为盲肠淋巴瘤。

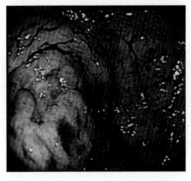

结肠内镜所见：阑尾开口部可见黏膜下肿瘤样隆起，表面伴有不规则凹陷。此外，周围可见比较平坦的肿瘤样突起。病理诊断为MALT淋巴瘤。

4.转移性大肠肿瘤

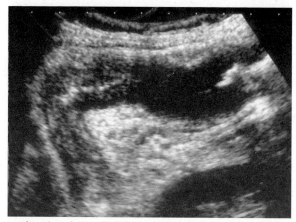

55岁，女。主诉：胃癌术后，腹胀

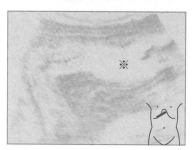

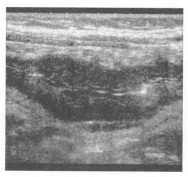

直肠横结肠可见长约40mm的肠壁肥厚呈低回声（※）。高频探头扫查（下图），尤其是肌层至浆膜外显著肥厚。是4型进展期胃癌化疗过程中的患者，诊断为侵及浆膜外的转移性结肠肿瘤。

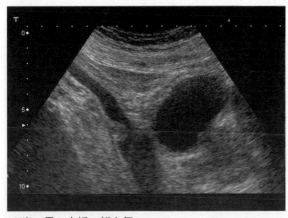

66 岁，男。主诉：鲜血便

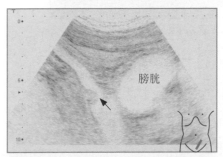

直肠乙状结肠交界处可见一14mm×12mm的类圆形隆起性病变。肿瘤内部为高、低混合回声（→）。顶部可见凹陷。为脾原发血管肉瘤术后的患者，实施直肠切除术，诊断为血管肉瘤转移性结肠肿瘤。

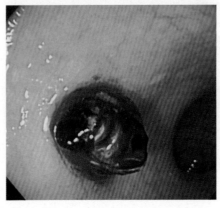

结肠内镜所见：距直肠乙状结肠交界处 20mm的表面可见附着血凝块的隆起性病变。病理诊断为血管肉瘤。

十二、大肠其他疾病

·大肠息肉

大肠息肉为向大肠管腔内突出的隆起性病变的总称，表现为各种各样的肉眼形态及组织学类型。上皮性肿瘤包括腺瘤、癌、类癌等。非上皮性肿瘤包括脂肪瘤、淋巴管瘤等。内镜检查发现的息肉95%为腺瘤，其中一部分发生癌变。

·大肠脂肪瘤

升结肠至乙状结肠的脂肪瘤按发病率的高低排序为横结肠、盲肠、升结肠、乙状结肠，右侧结肠多发。临床症状为腹痛、通便异常、便血三大主要症状。发病原因众说纷纭，尚不明了。

·乙状结肠扭转

乙状结肠扭转是指消化道的一部分沿长轴方向异常旋转引起的疾病。根据扭结情况可造成完全性或不完全性的肠梗阻。此外，扭转都伴有不同程度的血液循环障碍。发生部位虽可在乙状结肠、盲肠、横结肠，但几乎都发生在乙状结肠。扭转可分为仅沿肠管的长轴方向旋转为长轴型扭转和以乙状结肠系膜的长轴方向旋转为肠系膜型扭转两大类型。

·直肠溃疡

直肠发生的溃疡性病变一般分为特异性溃疡和非特异性溃疡两类。特异性溃疡包括结核、阿米巴痢疾、细菌性痢疾等，广义的非特异性溃疡是指克罗恩溃疡性结肠炎、缺血性肠炎等。

1. 大肠息肉

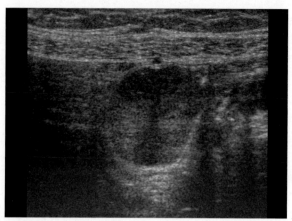

54 岁，女。主诉：便血

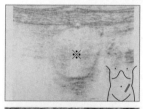

乙状结肠可见大小约 25mm × 20mm 的类圆形实性肿瘤（※）。其他方面，如与周围肠壁的关系等，无法详细观察。

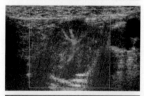

超声图像（ADF）：可见呈树枝样分布的丰富血流信号，提示为息肉的形态。

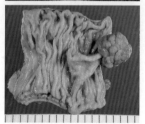

术后标本：切除了有长茎的息肉。病理诊断为腺瘤癌，0- I p，m，ly0，v0。

2. 大肠脂肪瘤

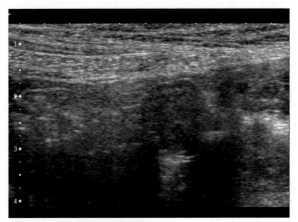

73 岁，女。主诉：右下腹痛

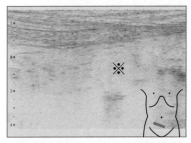

回盲部可见大小约25mm × 23mm的类圆形实性肿瘤（※）。周围有宽为1 ～ 2mm的低回声带（黏膜层），内部回声不均匀可见高回声。肿瘤内未见血流信号。考虑为黏膜下的脂肪瘤。

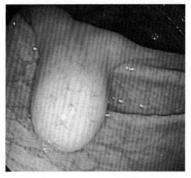

结肠镜所见：回盲部可见直径约20mm的黏膜下肿瘤。表面光滑，呈黄色，软垫征阳性（用活检钳探触可看到随即复原的局限压迹）。CT在相同部位看到脂肪密度的肿瘤，诊断为脂肪瘤。现在在随访观察中。

3. 乙状结肠扭转

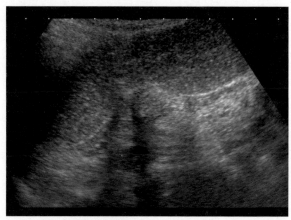

61 岁，男。主诉：肠梗阻

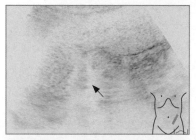

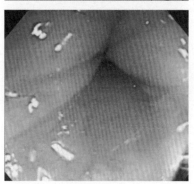

可见肠管显著扩张，内有肠液及气体潴留。向其远端追踪观察可见肠管束状集结成漏斗状（→），近端可见肠管壁肥厚。这种超声表现由于肠扭转，可见大量的肠液潴留，也见到乙状结肠部分肠壁肥厚，考虑为乙状结肠扭转。

紧急实施内镜检查。结肠镜所见：乙状结肠扭转，黏膜的颜色正常，未见血流受阻的表现。

4. 直肠溃疡

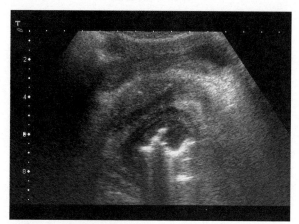

75 岁, 女。主诉: 便血

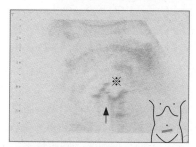

直肠下部可见约30mm×12mm的片状性, 表面凹凸不平的低回声肿瘤 (※)。黏膜侧可见呈点状、线状的强回声, 考虑为溃疡的白苔回声 (→)。疑为增厚溃疡或直肠癌。

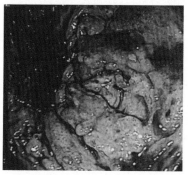

大肠内镜所见: 直肠下部可见多发的大小不等的表浅溃疡。未见明显的黏膜间水肿。诊断为单纯性直肠溃疡。

十三、肠套叠

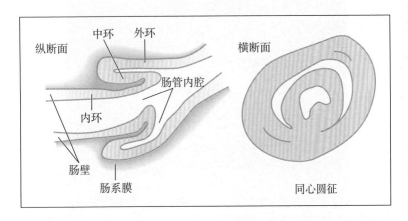

肠套叠是一部分肠管嵌入与其相连的管腔内的状态，绝大多数是近端肠管嵌入远端肠管。嵌入肠管的肠系膜受压发生淤血、水肿、出血、分泌增加，引起肠系膜动脉的血流障碍。小儿肠套叠的原因尚不明确，可能是病毒感染等引起回肠末端的Peyer斑（集合淋巴滤泡）肿大及肠系膜淋巴结肿大，这些作为套叠的起点随着肠蠕动的亢进向结肠内嵌入所致。另外，一些发生频率较低，如Meckel憩室、肠息肉、重复肠管、恶性淋巴瘤、过敏性紫癜等都可能合并肠套叠。肠套叠的主要症状，间歇性的腹痛（哭闹）、呕吐、便血等。超声检查表现为多个同心环征，肠套叠的诊断并不困难。但是，有时水肿的肠管及肠管周围的脂肪组织也呈同心圆状的多层结构，所以重点是超声检查时在长轴图像观察套叠的起点，判断有无肿瘤性疾病。

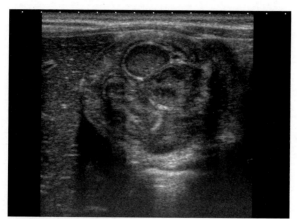

2岁，女。主诉：腹痛、呕吐

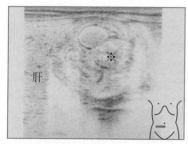

肝

※

肝右叶下方，可见肠管层状套叠呈多个同心圆征（※）。高频线阵探头扫查，同心圆征的中心部可见肿大的肠系膜淋巴结及回肠末端肠壁水肿性肥厚。其外侧可见结肠，诊断为以淋巴结为套叠起点的回肠套向结肠的肠套叠。

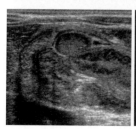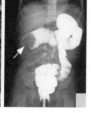

超声图像（长轴）：淋巴结为套叠的起点，回肠末端进入结肠，可见重复折返。

小肠X线造影（右图）：为了肠管回复而行逆行灌肠造影，可见升结肠呈蟹爪状，包块处可见半月襞。诊断为回肠结肠套叠。

十四、肥厚性幽门梗阻

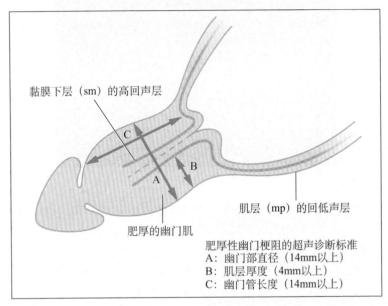

黏膜下层（sm）的高回声层

C

B

A

肌层（mp）的回低声层

肥厚的幽门肌

肥厚性幽门梗阻的超声诊断标准
A：幽门部直径（14mm以上）
B：肌层厚度（4mm以上）
C：幽门管长度（14mm以上）

　　肥厚性幽门梗阻是新生儿呕吐的代表性疾病，为幽门环肌明显肥厚引起的幽门部通过障碍。在婴幼儿消化道疾病中较为常见，好发于出生后4～8周。以喷射性呕吐为主要症状，触诊时可触及幽门肌肥厚所致的橄榄样肿块。为了确诊必须要进行X线检查。但是，近来由于哺乳后的超声检查可以观察到肥厚的幽门肌和食物通过的状态，超声应作为首选检查。幽门部肌层在4mm以上有诊断意义，与X线一样可见肩征、鸟嘴征。凸阵探头扫查，肥厚的幽门肌表现为比较均匀的低回声。但是，高频线阵探头扫查，可以区分肥厚的内层环状肌与正常的外层纵行肌，所以必须用高频线阵探头详细观察。

　　高频线阵探头观察可见按顺序显示出：肥厚的幽门肌从腔内侧起为低回声（黏膜下层与内环状肌的分界），高回声（内环状肌的肥厚），低回声（外纵行肌）。

要点

· 哺乳后显示肥厚的幽门肌（厚度4mm以上）
· 肩征、鸟嘴征
· 高频线阵探头观察，从腔内侧起肌层为低回声，高回声（肥厚的内环状肌），低回声

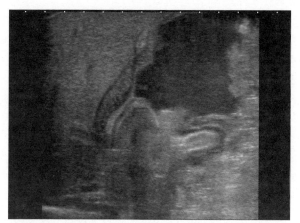

出生后 2 个月零 8 天，女。主诉：体质量增加不良，呕吐

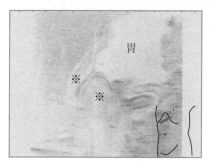

　　怀疑肥厚性幽门狭窄，在哺乳后右半侧卧位的超声图像。幽门部的肌层（※）明显肥厚，最大径约8mm，为高低混合回声。另外，该部位未见蠕动波的通过。诊断为肥厚性幽门梗阻。

十五、消化道其他疾病

·缺血性小肠炎（肠系膜上动脉栓塞）

肠系膜血流不畅，大致分为肠系膜主干血管闭塞引起的肠系膜血管闭塞症，没有引起器质性闭塞的非闭塞性肠系膜缺血两类。肠系膜血管闭塞症进一步又分为肠系膜动脉血栓症及肠系膜动脉栓塞症、肠系膜静脉血栓三种。

在日常的临床工作中，主要为肠系膜上动脉区域的肠系膜血流不畅的诊断。肠系膜上动脉闭塞症的原因，血栓引起的闭塞、瓣膜病、心房颤动等的栓塞。血栓引起的闭塞多在肠系膜上动脉的起始部。栓塞则以发生在结肠中动脉分支部的末梢为特征。

超声检查，首先观察小肠的形态，即全小肠大范围的水肿性肠壁肥厚时，要怀疑肠系膜上动脉分布区的供血不足。观察肠系膜上动脉的起始部，确认有无高、低混合回声的栓塞、血栓的征象。然后用彩色多普勒观察末梢血流信号的中断、变细的情况。由于B型超声不能检出新鲜的血栓，所以必须用彩色多普勒观察。

·嵌顿疝

疝，即人体脏器的一部分或组织，经过裂隙离开原来的位置异常脱出，进入另一部位，脱出后的脏器由于水肿等原因不能自然地回到原来状态为疝嵌顿。发生嵌顿后不及时处置最终因嵌顿的脏器、组织将发生血流障碍而坏死。

·闭孔疝

疝可分为腹腔内容物（肠管、大网膜）由腹膜的壁层包裹通过腹壁的裂隙突向腹腔外，和突向盆腔的两大类。80岁以上高龄者、体瘦、生育多的患者多发，右侧略多于左侧。由于闭孔管较细且强韧容易引起疝嵌顿。

·肠管气囊肿病

肠管气囊肿病，是以肠管壁内含气性囊肿为特征的疾病，根据原发疾病的有无分为特发性和继发性两种。成年人多数无症状偶然发现，也有因腹胀、便血、腹泻等症状就诊中发现的。X线检查，以沿着肠管壁囊状及直线状气体为特征，内镜所见为表面发红而柔软的黏膜下肿瘤样突起。

· 腹膜间皮瘤

恶性间皮瘤的发生与接触石棉明显相关，详细的发生机制尚不完全清楚。在临床上，间皮瘤中约有80%为胸膜间皮瘤，其余多为腹膜间皮瘤，间皮瘤分为3型，即有肿瘤形成为主，但没有腹水潴留的肿瘤形成型；以腹水为主，基本上没有肿瘤形成的腹水型；还有两者兼有的混合型。

· 纱布误留

手术时误将纱布遗忘在腹腔内，术后早期感染，有时可见异物、脓肿，经过长时间后有时有可能机化。为医源性疾病。

· 消化道内异物

异物可以经口、经肛门进入消化道，也可以是体内小肠的结石等。经口侵入的异物最多，常见到儿童误吞异物。此外，配戴义齿的老年人有时也会发生误吞。

1. 肠系膜上动脉闭塞症

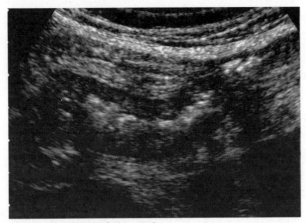

85岁，男。主诉：腹痛、呕吐

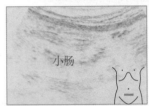

小肠，可见以上部小肠为中心的大范围肠壁呈水肿性肥厚，回声减低。另外，观察肠系膜上动脉（SMA），可见起始部至远端约40mm长的血栓回声。血栓内为低回声内混有高回声，考虑为血栓机化。

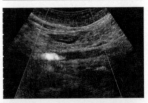

超声图像（ADF）：血栓回声的远端未检出血流信号，诊断为肠系膜上动脉闭塞引起的缺血性小肠炎。

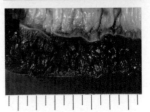

实施小肠次全切除＋右半结肠切除术。术后标本：Treitz韧带起20cm至远端约270cm全周性黏膜面发黑。组织学图像见肠壁全层为出血性凝固坏死的表现。肠系膜上动脉的内膜增厚，血栓机化引起闭塞。

2.脐疝嵌顿

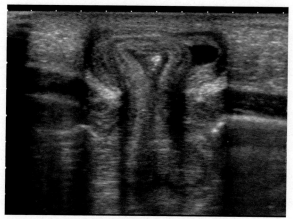

3 岁，女。主诉：右下腹痛

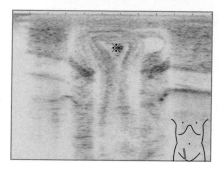

右腹股沟部大腿静脉的内侧 30mm×15mm 的囊状扩张，疝囊突出，其内可见小肠（※）。小肠壁全层明显水肿性肥厚。疝囊壁肥厚，可见直径约 10mm 的疝囊颈，诊断为右大腿部嵌顿疝合并炎症。

3.闭孔疝

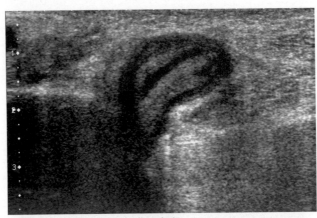

91岁，女。主诉：呕吐、右下腹痛

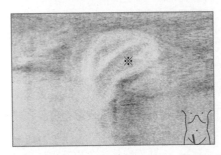

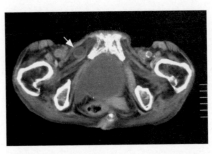

　　盆腔内可见扩张的肠管，呈肠梗阻样表现。右耻骨外侧扫查，可见11mm×32mm的管腔样结构（※），与盆腔内扩张的肠管相连续。高频线阵探头扫查，管腔结构的腹侧为耻骨肌，背侧为内、外闭孔肌，管状结构位于右侧闭孔内，诊断为闭孔疝嵌顿。其后实施回肠部分切除术。

　　CT像：耻骨肌的背侧，内、外闭孔肌的腹侧可见管状结构，管腔结构向上端追踪与盆腔内相连续。诊断为闭孔疝。

4. 肠管气囊肿病

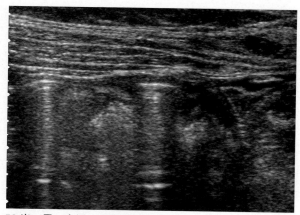

52岁，男。主诉：下腹痛

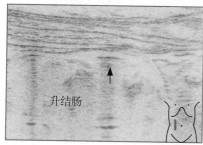

升结肠壁内可见多发的弧状高回声（→）。单纯X线平片、内镜均诊断为肠管气囊肿病，高回声考虑为肠黏膜下的气体所致。

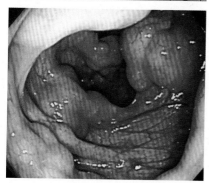

结肠镜所见：升结肠可见多个大小不等的黏膜下肿瘤样隆起。表面发红，钳子压之柔软，软垫征（cushion sign）阳性。CT与灌肠造影共同诊断为肠管气囊肿病。

5. 腹腔间皮瘤

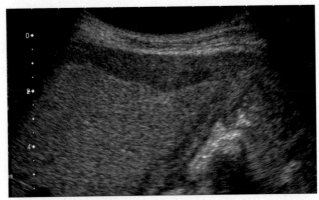

69 岁，男。主诉：腹胀

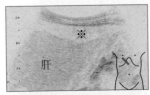

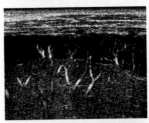

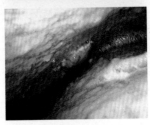

　　右肾的腹侧可见肿瘤样肥厚的大网膜，呈低回声。肿瘤内部可见 2 层排列的线状高回声。肿瘤周围腹水潴留，伴有后腹膜的低回声性肥厚。此外，肝右叶表面凹凸不平，一部分呈楔形改变，肝表面与壁侧腹膜之间，为混有点状高回声的低回声区域（※）。显示出以腹膜为主的肿瘤表现，怀疑为腹膜间皮瘤。

　　肝被膜的超声图像（ADF）：大网膜内的 2 层高回声内，可见搏动性的血流信号。此外，肝表面的低回声内可见从肝内及壁腹膜的血管内流出的丰富的血流信号。

　　腹腔镜所见：壁腹膜、脏腹膜均可见弥漫性白色的大小结节，呈干贝样融合。病理诊断为腹膜间皮瘤。

6. 纱布遗留

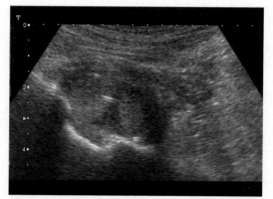

89 岁，男。主诉：右下腹痛，36 年前曾行阑尾切除手术

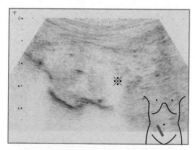

右侧盆腔前面，可见23mm×44mm的纺锤形包块（※）。包块为实性，内为高低混合回声。内部可见2条平行的呈蛇形的线状高回声。典型的纱布超声图像。

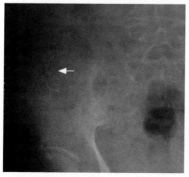

腹部X线平片所见：右侧盆腔前面可见线状结构物（→）。X线类似纱布样物，诊断为纱布异物。CT所见与之相同。

7.胃内异物

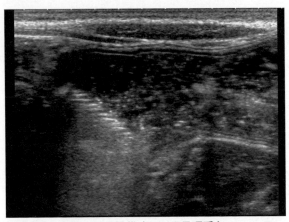

2岁，男。主诉：误吞异物（100日元硬币）

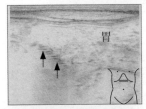

胃前庭部的食物残渣内，可见误吞的硬币图像，表现为伴有明显声影的2个线状高回声（→）。变换扫查角度后，可见规则的细线状回声，确定为硬币的边缘。

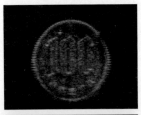

超声图像（水浸法观察）：100日元硬币浸水中的超声波图像。硬币的边缘呈规则的细线状回声，与病史相同的表现。

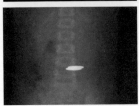

腹部X线平片所见：腹部X线可见相当于2个金属片的异物（100日元硬币）。

8. 肠管内异物

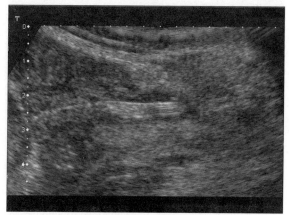

45 岁，男。主诉：吞食异物、腹痛

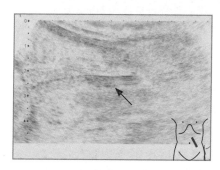

可见上部小肠肠壁水肿性肥厚，相邻的肠管内显示出局限性液体潴留（脓肿）。肠管内可见45mm大小的外源性3层结构异物（→），异物已穿透肠壁。2周前曾吃进陶瓷样物，诊断为小肠异物穿孔。

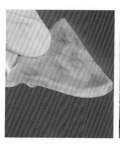
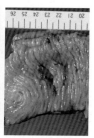

取出的陶瓷器片（左图）。

术后标本：包括切除穿孔部位约40mm的空肠部分。可见20mm×6mm和6mm×4mm的两处穿孔以及直径3mm的小溃疡和长约25mm的线状溃疡。

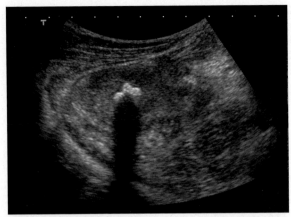

23岁，男。主诉：右下腹痛

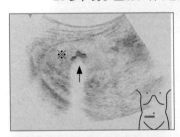

回盲部可见50mm×30mm的包块。内部为实性，回声均匀（※）。中心部分可见体积11mm大小，呈不规则形伴有声影的强回声（→）。怀疑为伴有钙化的肿瘤性病变，钙化图像为孤立的几何形状，不能排除异物引起的炎性肉芽肿。

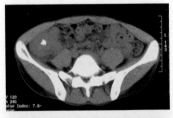

CT像：诊断为肠管内异物（义齿）的长期滞留引起的慢性炎性包块。未见恶性征象。

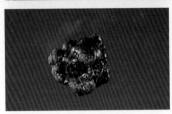

实施手术治疗，取出1cm大小的义齿。

肠管内异物（义齿）的长期滞留引起的慢性炎性包块。未见恶性征象。

附录 癌症诊疗常规摘录

1. 食管癌诊疗常规

食管癌的发生部位分类

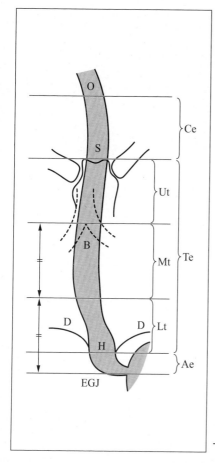

Ce：颈部食管
　　从食管入口至胸骨上缘

Te：胸部食管
　　Ut：胸部上部食管
　　　　从胸骨上缘至气管分叉处
　　　　的下缘
　　Mt：胸部中部食管
　　　　从气管分叉处的下缘至食
　　　　管与胃结合处，分成2等
　　　　分的上半部分
　　Lt：胸部下部食管
　　　　从气管分叉处的下缘至
　　　　食管与胃结合处，分成2
　　　　等分的下半部分中的胸腔
　　　　食管

Ae：腹部食管
　　从气管分叉处的下缘至食管与
　　胃结合处，分成2等分的下半
　　部分中的腹腔内食管

O：食管入口部
S：胸骨上缘
B：气管分叉部下缘
D：横膈膜
EGJ：食管胃结合部
H：食管裂孔

食管癌的分类

早期癌：癌的侵及深度仅限于黏膜内为早期食管癌。无论有无淋巴结转移。

浅表癌：癌的侵及深度仅限于黏膜下层为浅表食管癌。无论有无淋巴结转移。

进展癌：癌的侵及深度达到肌层或超过肌层为进展型食管癌。

食管癌的X线、内镜、肉眼分型分类

0型　浅表型

　0-Ⅰ　浅表隆起型

　　0-Ⅰp　　有茎型

　　0-Ⅰs　　无茎型（宽基底）

　0-Ⅱ　表面型

　　0-Ⅱa　表面隆起型

　　0-Ⅱb　表面平坦型

　　0-Ⅱc　表面凹陷型

　0-Ⅲ　浅表凹陷型

1型　隆起型

2型　溃疡局限型

3型　溃疡浸润型

4型　弥漫浸润型

5型　不能分类型

癌瘤侵及食管壁深度的类型

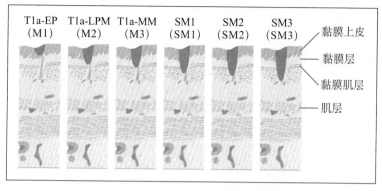

日本食道疾患研究会编：食道癌治療ガイドライン. 金原出版. 東京，2002
より改変

TX	不能判断肿瘤的侵及深度
T0	未发现原发灶的肿瘤
T1a	肿瘤仅限于黏膜内的病变 　　T1a-EP：肿瘤仅限于黏膜上皮内的病变（Tis） 　　T1a-LPM：肿瘤侵及黏膜肌层的病变 　　T1a-MM：肿瘤仅限于黏膜上皮内的病变
T1b	肿瘤仅限于黏膜下层的病变（SM） 　　SM1：将黏膜下层分为3等分，仅达到上1/3的病变 　　SM2：将黏膜下层分为3等分，仅达到中1/3的病变 　　SM3：将黏膜下层分为3等分，达到下1/3的病变
T2	肿瘤仅限于肌层内的病变（MP）
T3	肿瘤向食管外膜浸润的病变（AD）
T4	肿瘤向食管周围脏器浸润的病变(AI)

2.胃癌诊疗常规

胃癌发生部位的分类

(1) 胃的3区域划分

胃大弯至胃小弯分为3等分,每个对应区相延续,将胃分为上部(U)、中部(M)及下部(L)3个区域。浸润的记录由食管(E)向十二指肠(D)方向。病变的连接部位超过2个区域时,先记录主要的区域,再记录至次要的浸润部位。

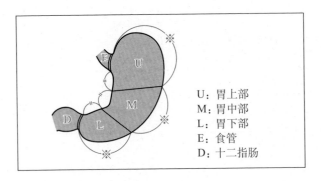

U:胃上部
M:胃中部
L:胃下部
E:食管
D:十二指肠

(2) 胃壁断面的划分

划分为小弯、大弯、前壁、后壁及全周,这些以小(Less)、大(Gre)、前(Ant)、后(Post)、周(Circ)来表示。

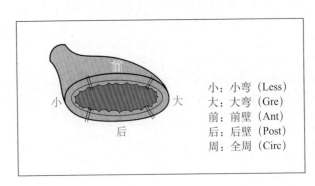

小:小弯(Less)
大:大弯(Gre)
前:前壁(Ant)
后:后壁(Post)
周:全周(Circ)

胃癌的早期分类

以胃癌的浸润程度，分为早期胃癌与进展期胃癌。

早期胃癌：癌的浸润局限于黏膜及黏膜下层的病变，无论有无淋巴结转移。

进展期胃癌：浸润超过肌层（肌层、浆膜下层、浆膜层、浆膜外）的肿瘤。

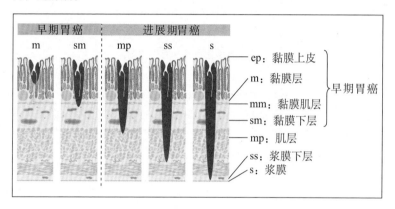

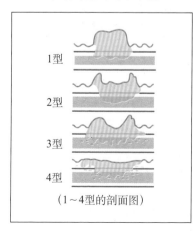

进展期胃癌的肉眼分类

（1~4型的剖面图）

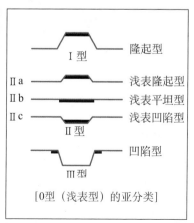

早期胃癌的肉眼分类

[0型（浅表型）的亚分类]

胃癌的肉眼分类

(1) 肉眼的基本分类

0 型	浅表型	病变的肉眼形态表现为轻度隆起及凹陷
1 型	肿瘤型	明显隆起,与周围黏膜的界线清晰
2 型	溃疡局限型	溃疡形成,溃疡周边胃壁肥厚形成堤坝样结构,堤坝与周围黏膜的分界比较清晰
3 型	溃疡浸润型	溃疡形成,溃疡周边胃壁肥厚形成堤坝样结构,堤坝与周围黏膜的分界不清晰
4 型	弥漫浸润型	明显的溃疡形成,没有堤坝样结构,以胃壁的肥厚、硬化为特征,病灶与周围黏膜分界不清
5 型	不能分类	不能归为 0 ~ 4 型中任何一型,难以分类的病变

(2) 0型(浅表型)的亚分类

Ⅰ 型	隆起型	表现为明显的肿瘤样突起
Ⅱ 型	浅表型	未见明显的肿瘤样突起及凹陷
Ⅱ a	浅表隆起型	为表面型,可见比较低的隆起
Ⅱ b	浅表平坦型	可见正常的黏膜,未见超过胃表面凹凸的隆起及凹陷
Ⅱ c	浅表凹陷型	只有轻度糜烂及黏膜的浅凹陷
Ⅲ 型	凹陷型	明显的较深凹陷

胃癌的组织学分类

一般型	common type（无缩略语）
乳头状腺癌	papillary adenocarcinoma（pap）
管状腺癌	tubular adenocarcinoma（tub）
高分化型	well differentiated type（tub1）
中分化型	moderately differentiated type（tub2）
低分化腺癌	poorly differentiated adenocarcinoma（por）
实性型	solid type（por1）
非实性型	non-solid type（por2）
印戒细胞癌	signet-ring cell carcinoma（sig）
黏液癌	mucinous adenocarcinoma（muc）
特殊型	special type
腺平扁上皮癌	adenosquamous carcinoma
扁平上皮癌	squamous cell carcinoma
类癌瘤	carcinoid tumor
其他	miscellaneous carcinoma

癌的浸润增殖方式

　INF　α：病灶呈膨胀性发育，与周围组织可见线状分界

　INF　β：病灶呈浸润性增殖状态，介于 α 和 γ 之间

　INF　γ：病灶呈浸润性增殖，与周围组织分界不清

淋巴管浸润

　ly0：未见淋巴管浸润

　ly1：轻度淋巴管浸润

　ly2：中度淋巴管浸润

　ly3：高度淋巴管浸润

静脉浸润

　v0：未见静脉浸润

　v1：轻度静脉浸润

　v2：中度静脉浸润

　v3：高度静脉浸润

胃癌的进行程度

	N0	N1	N2	N3
T1	ⅠA	ⅠB	Ⅱ	
T2	ⅠB	Ⅱ	ⅢA	
T3	Ⅱ	ⅢA	ⅢB	
T4	ⅢA	ⅢB		Ⅳ
H1，P1，CY1，M1				

胃癌壁浸润深度

壁浸润深度以T分类记载，此外，详细的胃壁各层及其他脏器的浸润以M、SM、MP、SS、SE及SI等符号表示。M包括黏膜肌层。

T1　病变浸润仅限于黏膜（M）及黏膜下组织（SM）

T2　病变浸润超过黏膜下组织，限于肌层（MP）或者浆膜下组织（SS）

T3　病变浸润超过浆膜下组织到达浆膜，或破溃暴露至腹腔（SE）

T4　病变直接浸润至其他脏器（SI）

TX　病变浸润深度不明

注：①SM的浸润进行亚分类时，黏膜肌层起0.5mm以内的为SM1，这个深度以上的为SM2。

②浆膜浸润波及与胃连接的大网膜、小网膜时，不归为T4，侵及横结肠系膜，波及网膜后面时为T4。

胃癌的淋巴结转移

N0	没有淋巴结转移
N1	第1群淋巴结转移
N2	第2群淋巴结转移
N3	第3群淋巴结转移
NX	淋巴结转移的程度不明确

胃癌的肝转移

H0	没有肝转移
H1	有肝转移
HX	有无肝转移不明确

胃癌的腹膜转移

P0	没有腹膜转移
P1	有腹膜转移
PX	有无腹膜转移不明确

胃癌的腹腔细胞学检查

CY0	腹腔细胞学检查未发现癌细胞
CY1	腹腔细胞学检查发现癌细胞
CY2	未进行腹腔细胞学检查

注：①可疑恶性(suspicious malignancy)归为CY0。

②CY1为胃癌4期，无论哪种手术方式根治度均为C。

胃癌的远隔脏器转移

M0	未发现肝转移、腹膜转移以及腹腔细胞学检查以外的远隔脏器转移
M1	发现肝转移、腹膜转移以及腹腔细胞学检查以外的远隔脏器转移
MX	不清楚有无远隔脏器转移

注：M1时转移的部位必须记录。以下为部位记录的符号。

淋巴结（LYM）皮肤（SKI）肺（PUL）骨髓（MAR）骨（OSS）胸膜（PLE）脑（BRA）脊髓膜（MEN）其他（OTH）

胃部淋巴结编号

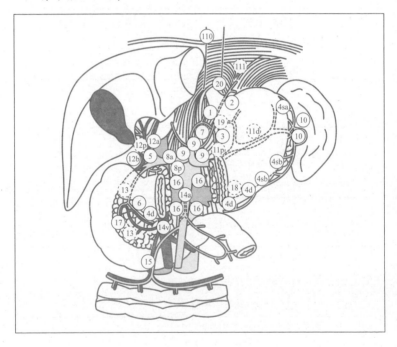

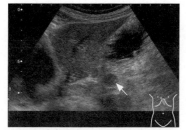

贲门左侧淋巴结（no.2）

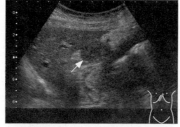

小弯淋巴结 (no.3)

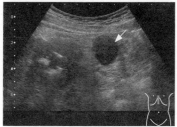

大弯淋巴结 (no.4)

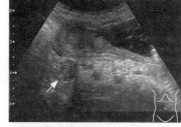

幽门下淋巴结 (no.6)

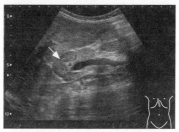

肝十二指肠系膜内淋巴结 (no.12)

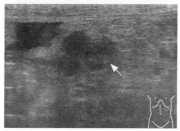

结肠中动脉周围淋巴结 (no.15)

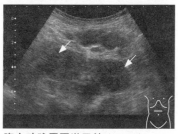

腹主动脉周围淋巴结 (no.16)

3.结肠癌诊疗常规

结肠癌与结肠壁的分区

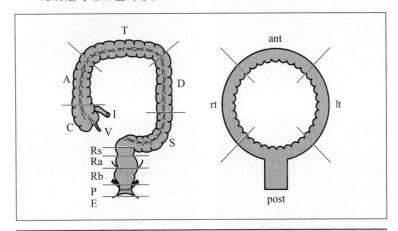

结肠的分区	结肠壁的分区
I：回肠	ant：前壁
V：阑尾	post：后壁
C：盲肠	lt：左壁
A：升结肠	rt：右壁
T：横结肠	circ：全周
D：降结肠	
S：乙状结肠	
Rs：直肠S形部位	
Ra：上部直肠	
Rb：下部直肠	
P：肛门管	
E：肛门周围皮肤	

注：直肠S形部位、直肠、肛门管及全周4部分，又有前壁、后壁、左壁、右壁及全周。作为全周是指整体说的。

结肠癌的分类

早期结肠癌：癌的浸润局限于黏膜及黏膜下层，无论有无淋巴结转移。

进行性结肠癌：癌侵及肌层以下部位的肿瘤。

进行性结肠癌的肉眼分类　　　　　　　早期结肠癌的肉眼分类

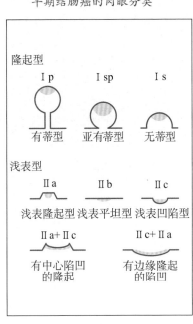

0型	浅表型	
1型	隆起肿瘤型	
2型	溃疡局限型	
3型	溃疡浸润型	
4型	弥漫浸润型	
5型	不能分类	

判断结肠癌预后的标准

Dukes 分类

A. 癌瘤局限于肠壁内

B. 癌瘤浸润穿透肠壁，但尚无淋巴结转移

C. 有淋巴结转移

注：病变浸润肠壁的深度与淋巴结有无转移的综合分类。预后，按 A、B、C 的顺序，提示恶性度增加程度。5 年生存率 A：90%，B：70%，C：45%。

结肠癌的进展程度（Stage）

	H0, M0, P0			H1, H2, H3, M1, P1, P2, P3
	N0	N1	N2, N3	M1（淋巴结）
M	0			
SM, MP	I	III a	III b	IV
SS, A, SE, Si, Ai	II			

注：Stage III 时，淋巴结转移呈阳性。

以前的 Stage III 现为 Si（Ai），N0 是 Stage II。

结肠癌对肠壁浸润深度

M	病变仅限于黏膜内，未侵及黏膜下层
SM	病变仅限于黏膜下层内，未侵及肌层
MP	病变仅限于肌层内，没有越过肌层
有浆膜的部位	
SS	病变浸润超过肌层，没有越过浆膜表面
SE	病变越过浆膜表面
Si	病变已经浸润其他脏器
没有浆膜的部位	
A	病变浸润超过肌层
Ai	病变已经侵及其他脏器

注：①M、SM的病变为早期病变。

②SM的病变测量浸润距离并记录。例如：pSM（800μm）。

③A的病变测量浸润距离并记录是最理想的。例如：pA（2mm）。

④对部分有浆膜的及部分没有浆膜的脏器，先记录浸润度深的部分。例如：SE-A。

⑤Si及Ai同时记录受浸润脏器名称。例如：Ai(前列腺)。

结肠癌肝转移的分级

	H1	H2	H3
N0，N1	A	B	
N2	B		C
N3，M1			

结肠癌的肝转移

HX	有无肝转移不能确定
H0	没有肝转移
H1	肝转移灶4个以下，最大径不超过5cm
H2	除H1、H3外
H3	肝转移灶5个以上，最大径超过5cm

注：①N为原发灶的淋巴结转移程度。

②H与Grade同时记录。如H1（Grade A）。

结肠癌的淋巴结转移

NX	有无淋巴结转移不能确定
N0	没有淋巴结转移
N1	肠管旁淋巴结及肠管中间淋巴结的转移总数在3个以下
N2	肠管旁淋巴结及肠管中间淋巴结的转移总数超过4个
N3	有主淋巴结及侧方淋巴结转移

注：①记录淋巴结转移度。转移度为清扫的淋巴结总数与转移阳性淋巴结总数之比（转移阳性淋巴结总数／清扫的淋巴结总数）。

②侧方淋巴结包括263D、263P、273、283及293。

结肠癌的腹膜转移

PX	有无腹膜转移不能确定
P0	没有腹膜转移
P1	有邻近腹膜的播种性转移
P2	有远处腹膜的少数播种性转移
P3	有远处腹膜的多数播种性转移

注：①卵巢转移时为P2。

②有腹水时最好做腹水的细胞学检查。腹水的细胞学检查没有癌细胞时为Cy0，有癌细胞时为Cy1。

③洗净细胞学检查有癌细胞时的临床意义现在尚不清楚。仅限于记录，不归于Cy1。

结肠癌的远处转移

MX	有无远处转移不能确定
M0	没有远处转移
M1	有远处转移

注：①所属淋巴结以外的淋巴结转移为M1。

②M1时还应记录部位。如M1（no.216）。

结肠淋巴结编号

大肠淋巴结编码的基号为200，以3位数字表示。

肠系膜上、下动脉的淋巴结，以后1位表示分类，肠管旁淋巴结为1，中间淋巴结为2，主淋巴结为3。第2位表示主干动脉，回肠动脉为0，结肠右动脉为1，结肠中动脉为2，结肠左动脉为3，乙状结肠动脉为4，肠系膜下动脉和直肠上动脉为5。

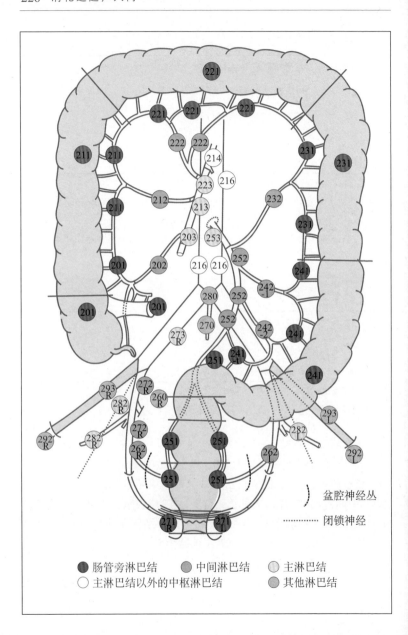

● 肠管旁淋巴结　　● 中间淋巴结　　○ 主淋巴结
○ 主淋巴结以外的中枢淋巴结　　● 其他淋巴结